Tecker
Gut leben mit Morbus Crohn
und Colitis ulcerosa

Der Autor

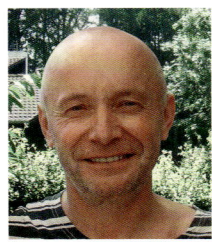

Diplom-Psychologe Georg Tecker hat selbst seit über 40 Jahren die Diagnose Morbus Crohn. »Ich weiß also nur zu gut, wie meine Patienten sich fühlen und wie groß die Verunsicherung sein kann. Als ich erkrankte, fühlte ich mich ziemlich allein gelassen und nicht ernst genommen, denn keiner konnte mit meinen Beschwerden etwas anfangen.« Diese Erfahrung motivierte ihn, 1987 die CED-Hilfe ins Leben zu rufen und sich in weiteren therapeutischen Gruppen und Beratungsteams zu engagieren. Seit 1990 unterstützt Georg Tecker zahlreiche Betroffene in seiner eigenen Praxis in Damme, Niedersachsen, und im Krankenhaus in Hamburg-Rissen. Damit die Hilfe nicht an Praxiszeiten gebunden ist, schrieb er einige Bücher rund um das Thema Darmerkrankungen. »Für mich persönlich habe ich gemerkt, dass ein achtsamer Umgang mit mir selbst der beste Weg ist, mein Leben in Balance zu halten. Ausgleich finde ich dabei besonders beim Gitarrespielen, beim Singen im heimischen Gospelchor und auf der Tanzfläche beim Tango Argentino.«

Dipl.-Psych. Georg Tecker

Gut leben mit Morbus Crohn und Colitis ulcerosa

Wie Sie ganzheitliche Therapien optimal nutzen

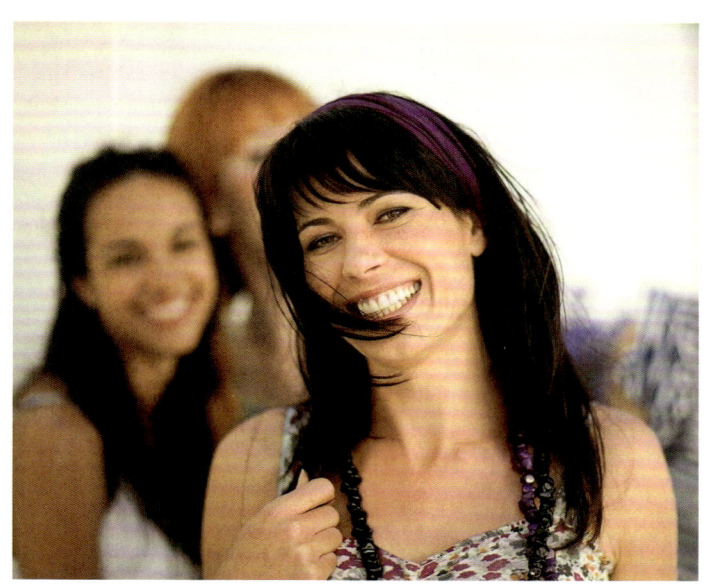

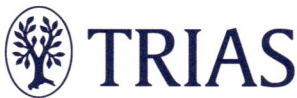

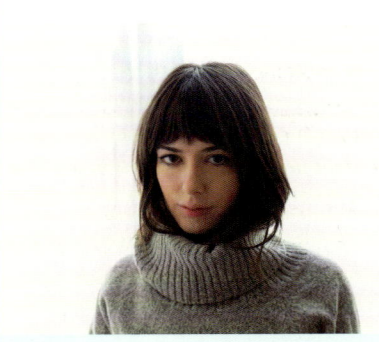

Morbus Crohn und Colitis ulcerosa – das ist mehr als »nur« der entzündete Darm. Dahinter steht ein Mensch – mit all seinen Facetten und Aspekten. Lesen Sie, was eine chronisch entzündliche Darmerkrankung ist, wie sie verlaufen kann und was mögliche Ursachen sein können. Wussten Sie, dass der Darm ein wichtiger Teil des Immunsystems ist? Bekommen Sie Ideen, wie Sie die neue Situation bewältigen und damit annehmen können. Verstehen Sie Zusammenhänge in Ihrem Wunderwerk Körper – und damit auch ein bisschen sich selbst.

Zu diesem Buch

1988 ist mein Buch „Gut leben mit Morbus Crohn und Colitis ulcerosa" bei Hippokrates erschienen, im Jahre 2001 dann in zweiter Auflage im TRIAS-Verlag. Nun halten Sie die aktuelle, vollständig überarbeitete Auflage in Ihren Händen, in der ich zusammen mit meinen Kollegen alle neuen Erkenntnisse zur Entstehung und Behandlung dieser beiden Erkrankungsformen berücksichtigt habe. Das heißt, nicht nur das aktuelle Wissen über neue Medikamente findet Raum, auch werden die aktuellen Kenntnisse über die Zusammenhänge der Entstehung und Aufrechterhaltung ergänzt durch ganzheitliche Ansätze der Erfahrungsmedizin und der Selbsthilfe. Dieses Buch soll Ihnen – den Betroffenen und Angehörigen – als grundlegende Informationshilfe dienen sowie Ihnen Sicherheit im Umgang mit dieser Erkrankung geben.

Das Buch habe ich als Betroffener, als Psychologe und als Psychotherapeut geschrieben. Seit meiner Jugendzeit bin ich von dieser seltsamen Darmerkrankung betroffen, die die Ärzte Morbus Crohn nennen. Seltsam war sie für mich besonders deshalb, da sich anfangs niemand so recht mit ihr auszukennen schien und die Beschwerden sich mal verbesserten und mal verschlechterten.

Schließlich wurde mir bewusst, dass ich Heilung nicht nur von außen erwarten durfte, sondern selbst etwas tun musste. Das war, als ich 1981 Mitglied einer Hamburger Morbus-Crohn-/Colitis-ulcerosa-Selbsthilfegruppe wurde. Hier lernte ich, die Darmerkrankung im Zusammenhang mit meinem gesamten Leben zu verstehen. Die Erkenntnisse und Erfahrungen habe ich im Buch »Darmerkrankungen aus ganzheitlicher Sicht« (Mabuse Verlag 1985) als wissenschaftliche Arbeit zusammengefasst. Als Kontaktperson unserer Selbsthilfegruppe erhielt ich Anregungen und Informationen von vielen betroffenen Menschen. Von 1988 bis 1990 arbeitete ich in der Hamburger Beratungsstelle für Menschen mit chronisch entzündlichen Darmerkrankungen (CED). Im direkten Anschluss rief ich ein Gruppenprogramm im Krankenhaus Hamburg Rissen ins Leben, das ich auch noch bis zum heutigen Tage durchführe (www.cedhamburg.de). 1991 machte ich mich als Psychotherapeut selbstständig und arbeite seither in Einzel- und Gruppentherapie.

Durch Begegnungen, Austausch und Auseinandersetzungen mit anderen Betroffenen, Psychotherapeuten, Ärzten und weiteren Fachleuten bin ich mit nun 61 Jahren zum Spezialisten für diese Erkrankung geworden und sehe auf über 40 Jahre meiner Crohn-Erkrankung zurück. CED und was damit zusammenhängt ist mittlerweile zu meinem Lebensthema geworden. Insbesondere mein Wissen und meine Einstellung zur Bedeutung von Psyche, Psychosomatik, Psychotherapie in Bezug auf CED haben sich in dieser Zeit mehrfach verändert und weiterentwickelt.

Im vorliegenden Buch spielen die vielen Erfahrungen und Informationen, die ich in der Begegnung mit erkrankten Menschen gemacht und von Ihnen erhalten habe, eine wesentliche Rolle. »Mit der Darmerkrankung leben« heißt für mich, zu sehen und zu lernen, was sich im Körper ereignet, welche naturwissenschaftlich-schulmedizinischen Erklärungen und Behandlungsmöglichkeiten es gibt. Es heißt aber genauso zu erkennen, welche Zusammenhänge es zwischen der Erkrankung und meinem Leben gibt. Ich habe die Erfahrung gemacht, dass die Erkrankung für mich eine Chance war, meine Entwicklung neu zu begreifen und die Menschen um mich herum auf eine neue Weise wahrzunehmen und zu verstehen. In diesem Zusammenhang ist es nötig, eindeutig erscheinende Begriffe wie »Krankheit«, »Ursache« und »Heilung« neu zu überdenken und zu bewerten. Das heißt auch, dass wir unsere Rolle als Patient, als Leidender und Duldender neu verstehen müssen – und zwar als Handelnder und an der Gesundung Mitarbeitender. Denn wir als »Experten des Betroffenseins« haben »etwas zu sagen«.

Ich möchte durch mein Dasein und Dazutun andere Betroffene darin unterstützen, zur/zum Fachfrau/-mann ihrer Erkrankung zu werden. Da die medizinische Forschung bisher nicht befriedigend herausbekommen hat, wie biologische, psychische und soziale Faktoren an Entstehung und Verlauf von CED zusammenwirken, möchte ich die Ärzte auffordern, die Betroffenen zu ermutigen und zu unterstützen, selbst aktiv zu werden, zu erforschen, wer und was guttut und hilft.

Ich danke meinen Co-Autoren, die durch ihre Beiträge dieses Buch erst ermöglicht haben. Ebenso Cordula Groß vom Landesverband Sachsen der DCCV sowie Dipl.-Psych. Björn Husmann und Dipl.-Psych. Jutta Bockholt von der Deutschen Gesellschaft für Entspannungsverfahren für ihre freundliche Beratung bei einzelnen Kapiteln des Buches.

Georg Tecker, im März 2013

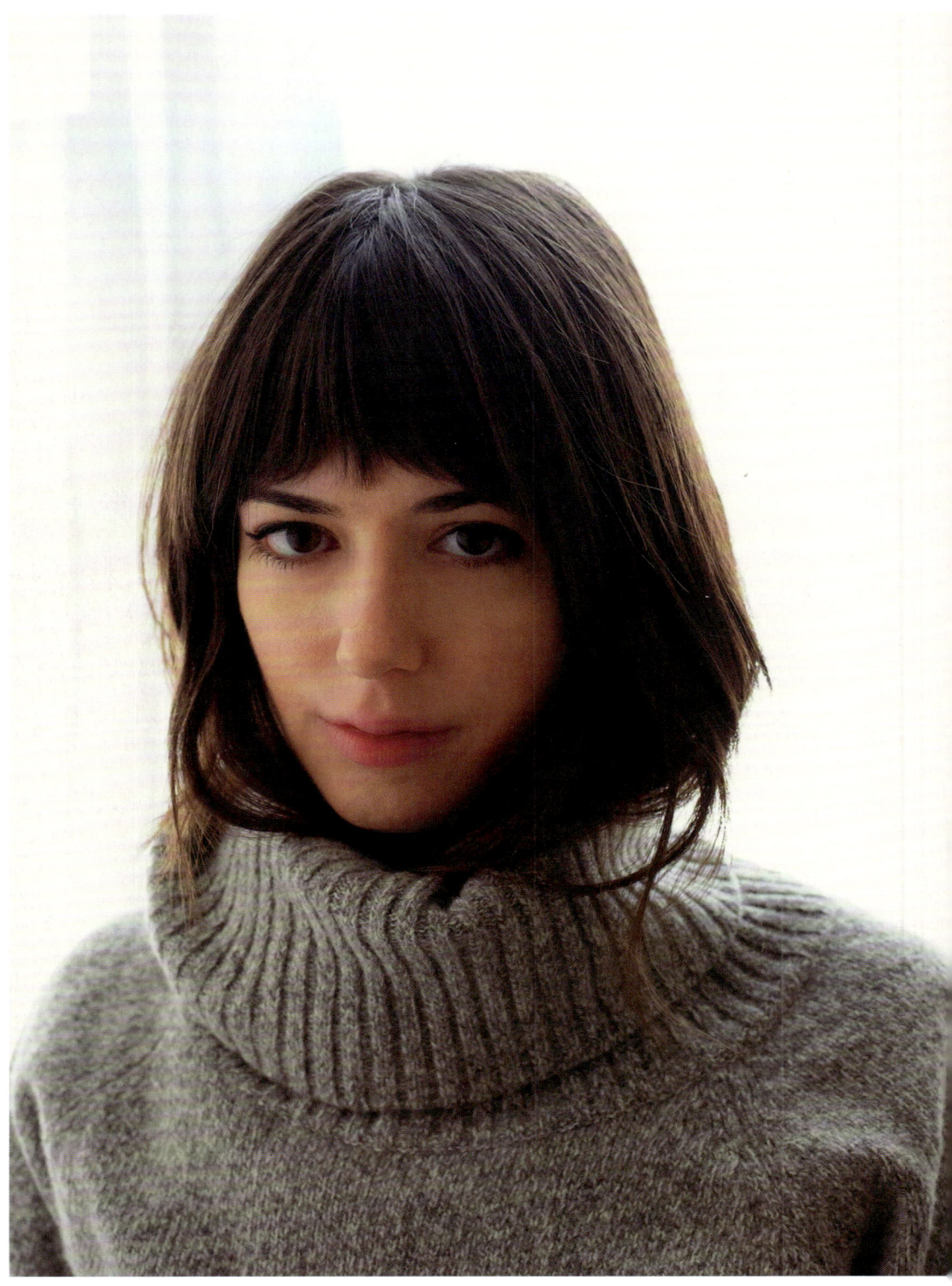

CED ganzheitlich betrachtet

Wer in einer Krankheit nicht nur Symptome, sondern auch Ausdruck eines seelischen Befindens sieht, nähert sich dem »Charakter« seiner Krankheit – und auch ein bisschen sich selbst.

Morbus Crohn, Colitis ulcerosa – Was ist das?

Chronisch entzündliche Darmerkrankungen verändern das Organ Darm – und das Leben eines Menschen. Wer ganzheitlich auf die Erkrankung blickt, sieht nicht nur den »kranken« Menschen – sondern ein Individuum mit seinen sozialen, emotionalen Bindungen und Bedürfnissen. Ganzheitlichkeit birgt auch die Chance zu erkennen: Was kann ich selbst zu meiner Gesundung beitragen?

Morbus Crohn und Colitis ulcerosa sind lebensbegleitende, chronisch entzündliche Darmerkrankungen (CED), deren Ursache bislang nicht bekannt ist. Beide beginnen vorzugsweise im jungen Erwachsenenalter. Charakteristisch ist ein schubweiser Verlauf: Auf Phasen hoher Krankheitsaktivität – oft verbunden mit Durchfällen – folgen beschwerdefreie Zeiten ohne Krankheitserscheinungen. Beide Erkrankungen haben eine eigene Art, den Darm zu schädigen, individuell verschiedene Symptome und unterschiedliche Behandlungen.

Eine chronisch entzündliche Darmerkrankung betrifft nicht nur den Darm, sondern den ganzen Menschen: Die Schulmedizin definiert »Krankheit« als Störungen der Körperfunktionen und der Organe. Bestimmte Störungen bilden ein bestimmtes Krankheitsbild, das einen eigenen Namen bekommt, wie z. B. Morbus Crohn. Doch so einfach ist es nicht, da jede Krankheit mehr ist als nur eine körperliche Störung.

Das heißt, dass nicht nur die körperliche Störung behandelt werden muss, sondern Veränderungen in der Beziehung des Menschen zu sich selbst und seiner Lebensführung sowie seiner Umwelt notwendig sind, damit das Erkrankungsrisiko auf Dauer vermindert werden kann. Die Verminderung von krankheitserzeugenden Faktoren ist ebenso notwendig wie die Stärkung von gesundheitsfördernden Aktivitäten.

Dies verdeutlicht »Fieber« bei einer Grippe. Einerseits lässt sich Fieber durch Medikamente oder durch Kälteanwendung senken. Andererseits könnte man längerfristig einem Auftreten fieberhafter Infekte durch Stärkung der Abwehrkräfte entgegenwirken, etwa durch warme Kleidung und ausreichenden Nachtschlaf. Wer also die Entstehungsumstände mit in die Krankheit einbezieht, sieht deutlich, welche Bedingungen verändert werden können, damit das Auftreten von Fieber seltener wird.

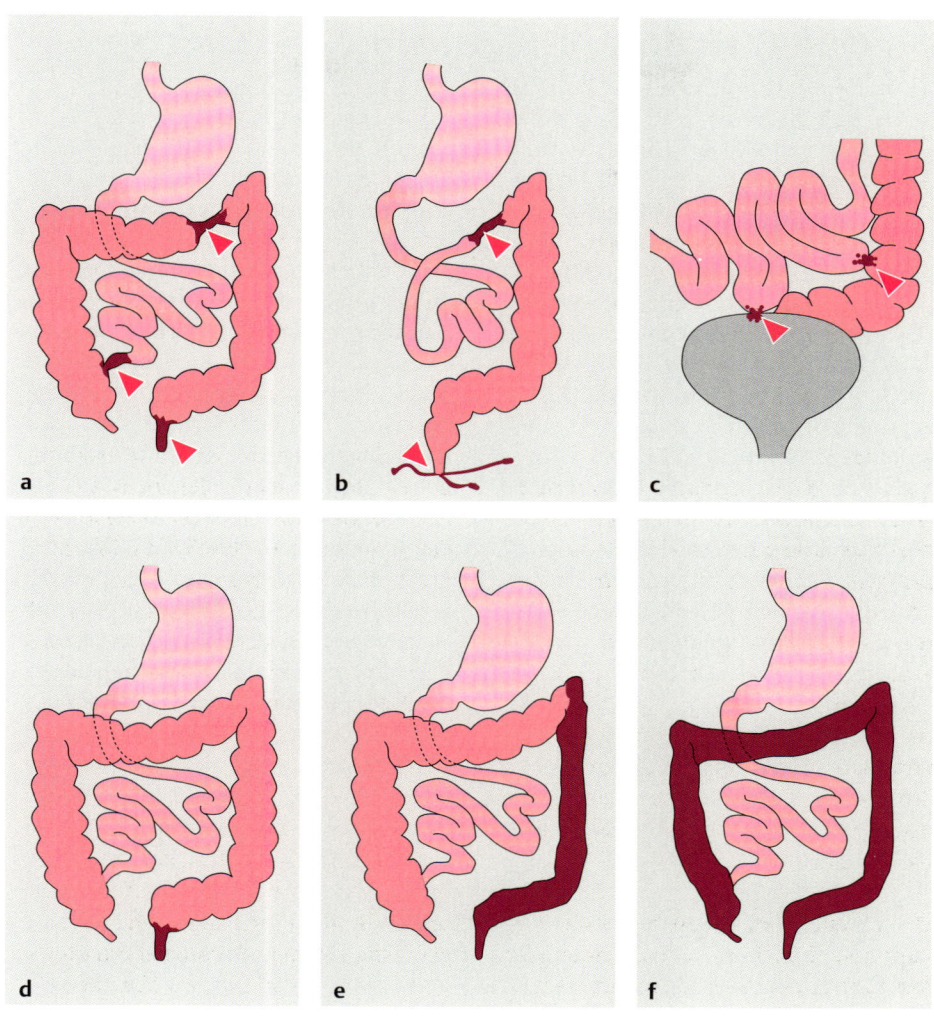

▲ Möglicher Darmbefall bei Morbus Crohn:
  a) Dünndarmende, mittlerer Dickdarm
     und Anus
  b) nach Operation und Analfisteln
  c) Dünndarm-Dickdarm-Fistel und
     Dünndarm-Blasen-Fistel

Möglichkeiten des Darmbefalls
bei Colitis ulcerosa:
d) Mastdarm
e) linksseitiger Dickdarm
f) gesamter Dickdarm

Colitis ulcerosa

Bei der Colitis ulcerosa treten Durchfälle mit Blut- und Schleimabsonderungen auf. Schwere Verläufe sind durch heftige Durchfälle mit unaufhörlichem, schmerzhaftem Stuhlgang, starken Blutverlusten, hohem Fieber und schwerer Beeinträchtigung des Allgemeinbefindens gekennzeichnet. Zugrunde liegt eine Entzündung der Dickdarmschleimhaut. Sie ist verdickt und blutet leicht. Wo die Schleimhaut zugrunde gegangen ist, entstehen scharf umrandete, flache Einsenkungen (Ulzera), die der Krankheit ihren Namen gaben. Nach größeren Schleimhautverlusten treten durch überschießende Reparaturvorgänge im Bereich der stehen gebliebenen Schleimhautinseln »Pseudopolypen« hervor. Das sind Ausstülpungen der Darmschleimhaut.

Die Krankheit beginnt im unteren Teil des Dickdarms und kann in leichten Fällen zeitlebens auf diese Region beschränkt bleiben. In einem Teil der Fälle breitet sie sich aber auf die höher gelegenen Abschnitte des Krummdarms (Sigma) und des linken Dickdarms aus. Seltener wird der gesamte Dickdarm befallen.

Ernsthafte Komplikationen sind nicht häufig, allerdings erfordern hohe Blutverluste, Darmlähmungen mit maximaler Weitstellung und Aufblähung des Darms (toxisches Megakolon) und Durchbruch der Darmwand (Perforation) meist eine operative Behandlung. Eine Krebsentwicklung kommt nicht so häufig vor wie früher angenommen wurde. Eine dänische Untersuchung kontrollierte alle Colitis-Fälle eines größeren Bezirks über zwanzig Jahre, dort lag die Krebshäufigkeit bei zwei Prozent. Das entspricht unseren Beobachtungen in den vergangenen sechzehn Jahren. Eine sehr seltene Komplikation ist die vernarbende Gallengangsentzündung (sklerosierende Cholangitis). Sie tritt in weniger als vier Prozent der CED-Fälle auf, bei der Colitis ulcerosa dabei häufiger.

Morbus Crohn

Die Crohn'sche Krankheit (Morbus Crohn) wurde 1932 durch den Amerikaner B. B. Crohn und seine Mitarbeiter als ein eigenständiges Krankheitsbild von der Colitis ulcerosa abgegrenzt: Hauptsächlich ist hier das untere Ende des Dünndarms befallen, das Ileum. Im Gegensatz zur Colitis ulcerosa können aber auch alle Abschnitte des Magen-Darm-Trakts betroffen sein. Die Entzündung ist nicht auf die Schleimhaut begrenzt, sie erfasst alle Schichten der Darmwand. Die Ausbreitung ist nicht kontinuierlich, daher wechseln sich entzündlich veränderte Abschnitte mit Strecken völlig normaler Schleimhaut ab.

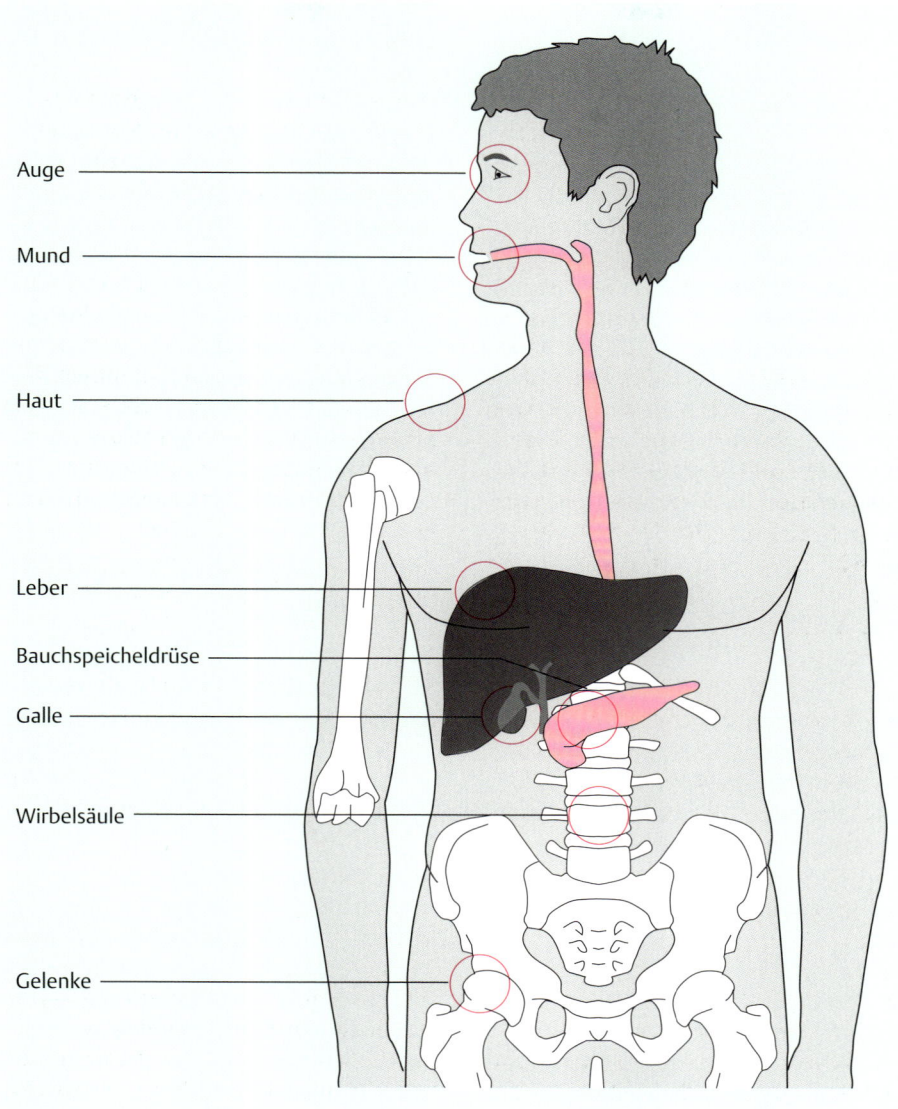

Auge

Mund

Haut

Leber

Bauchspeicheldrüse

Galle

Wirbelsäule

Gelenke

▲ Andere Organe, die auch bei CED betroffen sein können.

Schmerzen im rechten Unterbauch und ein erhebliches Untergewicht kennzeichnen die Crohn'sche Krankheit. Blutige Durchfälle sind eher selten.

Häufige Komplikationen sind Verengungen des Darms, die durch entzündliche Verdickung der Darmwand und Narbenbildungen entstehen und gelegentlich zum Darmverschluss führen. Entzündliche Darmschlingen können mit anderen Organen verkleben und in diese einbrechen. So entstehen Fistelverbindungen, etwa zwischen zwei benachbarten Darmschlingen, zwischen Darm und Harnblase oder auch zur Außenhaut. Fistelsysteme und Eiteransammlungen, die keinen Abfluss gefunden haben (Abszesse), findet man häufig im Schließmuskel und Darmausgangsbereich.

Begleiterscheinungen außerhalb des Magen-Darm-Traktes kommen bei beiden Erkrankungen vor: Schmerzen und Anschwellungen der Gelenke (Arthritiden) können die Krankheitsschübe begleiten, aber auch allein auftreten. Entzündliche Veränderungen an der Haut (Erythema nodosum, Pyoderma gangraenosum) und an den Augen (Konjunktivitis, Iritis) und schmerzhafte Mundschleimhautentzündungen sind etwas seltener. Dauerschäden bleiben nicht zurück, beeinträchtigen aber Betroffene zum Teil erheblich.

Das Bild der körperlichen Beschwerden

Das Bild der körperlichen Beschwerden ist sehr unterschiedlich. So können vor Diagnosestellung der Darmerkrankung etwa entzündliche Veränderungen an Haut oder Augen sichtbar sein, ebenso wie ein Magengeschwür, eine Blinddarmentzündung, erhöhte Körpertemperatur oder häufige Müdigkeit.

Da Ärzte die einzelnen Symptome häufig nicht in Zusammenhang mit einer CED bringen, vergehen oft Jahre bis zur endgültigen Diagnose. Tatsächlich können Veränderungen an den Gelenken, an der Haut von Mund, Auge oder anderen Körperpartien Begleiterscheinungen der entzündlichen Darmerkrankung sein. Bei manchen betroffenen Personen zeigen sich aber auch über einen längeren Zeitraum hinweg keine Begleiterscheinungen.

Die Leitsymptome

Wesentlicher wirken auf unser Leben meistens die körperlichen Symptome ein, die direkt mit den entzündlichen Veränderungen des Darms zusammenhängen: die Leitsymptome. Die Leitsymptome Durchfall und Bauchschmerzen zeigen sich manchmal bereits zur Zeit der Diagnose der Erkrankung, fast immer aber in der Zeit des akuten Schubs. Die Beschaffenheit des Stuhls und die Art der Bauchschmerzen geben Hinweise darauf, welcher Teil des Darmes betroffen ist. Eine Verstopfung kann etwa vorliegen, wenn der Mastdarm entzündet ist. Die Bauchschmerzen können krampfartig oder auch lang dauernd auftreten. Die einzelnen Auswirkungen der Krankheit werden ab S. 56 beschrieben. Viele Ärzte sehen nicht, dass jedes Symptom auch ein Signal ist und unser gesamtes Befinden ausdrückt.

Die Erkrankung betrifft den ganzen Menschen

Körperliche Beschwerden beeinflussen den ganzen Menschen, da sie Energien binden und Aufmerksamkeit fordern. Auch die äußere Situation beeinflusst die Symptome. Daher soll in diesem Buch der ganze Mensch mit seinen Ängsten und Freuden und mit seinen sozialen Beziehungen ins Blickfeld rücken. Mit dem Wort »ganz« oder »ganzheitlich« meine ich eine andere Sichtweise der Symptome und ein neues Verständnis unserer Lebenszusammenhänge. Um das zu verdeutlichen, möchte ich die beiden Sichtweisen einmal gegenüberstellen.

Die Medizin sieht die Symptome als Folge der Entzündung im Darm. Sie sind eine Bedrohung und stören unseren gewohnten Lebensweg. Die medizinische Behandlung hilft uns, indem sie die Symptome mit Medikamenten unterdrückt. Sie unterdrückt aber auch den Ausdrucksgehalt, kann uns so in »falscher« Sicherheit wiegen und zu »leichtsinnigem« Verhalten veranlassen. Denn in Fieber, Müdigkeit, Bauchschmerzen, Angstschweiß oder anderen Symptomen drückt sich immer auch unsere »Körpersprache« aus, deren Inhalt uns (noch) nicht bewusst ist. Symptome sind ein Signal, haben eine Bedeutung und weisen uns etwa darauf hin: »Setz dich nicht so unter Druck!«, »Lass mal los von alten Idealvorstellungen!«, »Probier mal etwas Neues!« (Zur individuellen Bedeutung der Symptome siehe Seite 33, 37.)

Ralph

» Möglichst nicht die Bremse ziehen müssen.«

Ich stufe mich als behindert ein und suche nach eigenen Wegen, mich zu behandeln und mit der Krankheit zu leben. Ich sehe die Krankheit als Bremse in mir. Aber die gehört zu mir. Ich will nun so leben, dass der Körper die Bremse nicht ziehen muss. Früher habe ich immer gelernt, dass es ein Zeichen von Schwäche ist, krank zu sein. Auch hatte ich früher immer diese diffuse Angst davor, einen Schub zu bekommen. Und wenn er doch kam, ihn zu verstecken und so zu tun, als wäre ich gar nicht krank. Heute sehe ich, dass mich das viel Kraft gekostet und eigentlich von einem Schub in den nächsten getrieben hat. ▬

WICHTIG

Heilung

Ich verstehe »Heilung« als heil-werden, als ganz-werden. Dazu gehört, die Teile zusammenzusehen, uns unserer vergangenen und jetzigen Lebensweise bewusst zu werden. Je mehr wir dabei unsere »innere Stimme« wahrnehmen, umso eher können wir dann etwa das Wiedererscheinen eines Symptoms für eine Klärung seelischer Probleme nutzen.

Das ganzheitliche Verständnis beinhaltet eine Chance: Ich kann in gewissem Umfang auf mein seelisches Befinden und die Symptome Einfluss nehmen. Ich kann die mich belastenden Lebensbedingungen und die Einstellungen, die mich hindern, glücklich zu leben, feststellen und kleine Schritte aus der Krankheit herausgehen. Nur so kann man verstehen, wenn eine Betroffene sagt: »Ich möchte die Zeit der Erkrankung nicht aus meinem Leben streichen. Sie war ein wichtiger Weg zu meinem Leben.« (Hinweise, wie Betroffe-ne aktiv mit ihrer Erkrankung umgegangen sind, siehe Seite 118 und 33.)

Das hat auch Konsequenzen auf die Zusammenarbeit mit dem Arzt. Ein Mitglied unserer Selbsthilfegruppe benennt das so: »Während ich vorher meine Erkrankung allein Experten zur Verfügung stellen wollte, damit sie mich behandeln, sehe ich mich jetzt auch als Handelnden, der Verantwortung übernehmen will.« Indem wir Krankheit in unserem Leben anders verstehen, können wir auch Heilung anders verstehen. Wenn ich ganz persönlich an Heilung denke, meine ich nicht die schulmedizinische Sichtweise. Sie hält eine Heilung bei Morbus Crohn nicht und eine Heilung bei Colitis ulcerosa nur bei vollständiger Entfernung des Dickdarms für möglich. Hilfreich kann sein, Heilung umfassender zu verstehen.

Im Prinzip gibt es aber viele Ansatzpunkte zum Handeln. So kann etwa anstehen, ein schon lange hinausgezögertes Telefongespräch zu führen, oder sich selbst durch einen Blumenstrauß oder dergleichen wichtig zu nehmen und belohnen zu lernen.

Petra

» Ich bin jetzt egoistischer.«

Ich war immer besonders hilfsbereit und aufopferungsvoll und wurde auch so wahrgenommen. Indem ich das einfach nicht mehr so konnte und wollte, habe ich gelernt, zu mir zu stehen und mir zu erlauben, auch ein Stück weit egoistisch zu sein. Ich kann nun besser entspannen und der innere Druck klingt ab. ▬

Wie eine CED verläuft

Eine CED verläuft meist in Schüben. Aber was löst eine akute Entzündung aus? Was beugt ihr vor? Auch die Psyche beeinflusst den Darm, seine Funktion und Bewegung. Viele Erkrankte berichten, dass akute Belastungen und Stress maßgeblich auf den Verlauf einer CED wirken. Über die »Psychoperistaltik« findet der Körper oft ein Ventil.

Drei Begriffe sollen zu Beginn erklärt werden: Mit »chronisch« bezeichnet die Schulmedizin eine Erkrankung, die mindestens drei Monate andauern muss. Darüber hinaus besteht die Möglichkeit, dass die Symptome jederzeit wieder auftreten können. Hierzu gehört auch ein charakteristischer Verlauf: Viele chronische Erkrankungen neigen wie die Darmentzündung dazu, schubweise, auch mit längeren Unterbrechungen, aufzutreten.

Der »akute Schub« ist eine Phase erhöhter Entzündungsaktivität, die meist mit stärkeren Beschwerden einhergeht. Die Phase weitgehender Beschwerdefreiheit und verringerter Entzündungsaktivität bezeichnen Ärzte als »Ruhephase« (Remissionsphase). Die Erkrankungen können mehrere Jahre ruhen, aber auch durch häufige Entzündungsschübe mit ausgeprägten Beschwerden und Komplikationen gekennzeichnet sein.

Ich habe schon darauf hingewiesen, dass der Krankheitsverlauf bei jedem Betroffenen unterschiedlich sein kann. Warum aber der Verlauf so unterschiedlich ist, und warum gerade wir krank geworden sind, diese Frage konnte die Medizin mit der bisherigen Herangehensweise nicht beantworten.

Annika

» Es kam einfach vieles zusammen.«

In der Zeit, als es bei mir losging, war ich im Referendariat. Ich musste in stärkerem Ausmaß Fassade bewahren als je zuvor. Ich meine, dass ich meine Persönlichkeit, meine Sprache und wie ich war, versucht habe zu verleugnen, um dort die nette, junge Referendarin zu spielen. Ich habe mit allen irgendwie die Übereinstimmung gesucht. Außerdem waren meine Ansprüche an mich selbst sehr hoch und ich hatte auch den Eindruck, die meiner neuen Kollegen. Ob das wirklich so war, weiß ich rückblickend nicht einmal sicher. Die hohen Leistungsanforderungen hatte ich von zu Hause verinnerlicht. Als ich krank wurde, begann ich also gerade meine berufliche Karriere. Und hatte natürlich auch Konflikte, zum Beispiel mit meinem Chef. Ich habe aber Schwierigkeiten, Konflikte auszutragen und kann Ablehnung kaum ertragen. So kam vieles auf einmal, das mir Stress machte. ▬

Stress kann Schübe auslösen

Wenn ein Schub »akut« ist, dann liegt die Vermutung nahe, dass etwas »Akutes« in unserem Leben passiert ist. Deshalb fragen wir uns:

- Wann und wodurch kommt es zu einem akuten Schub?
- Wovon ist der Verlauf der Erkrankung abhängig?

Viele Selbsthilfegruppenmitglieder sagen, dass sie jeweils seelischen und/oder körperlichen Belastungen ausgesetzt waren, als sie sich in einem Erkrankungsschub befanden. Einige sprechen auch von einer akuten Krise in ihrem Leben. Manchen

Betroffenen fällt es auf Nachfrage leicht, einen Zusammenhang zwischen der eigenen Erkrankung und der damaligen Lebenssituation zu finden. Eine Betroffene sieht als einen Grund, dass sie ihre Erkrankung lange Zeit nicht wahrhaben wollte: »Nachdem ich aus dem Krankenhaus entlassen wurde, lebte ich so, als ob nichts gewesen wäre. Ich lebte über meine Kräfte. Dann bekam ich sehr schnell neue Schübe.« Eine andere Betroffene mit Colitis ulcerosa entdeckt einen anderen Zusammenhang: »Ich bemerkte vor einem Schub eine unbestimmte Traurigkeit in mir. Ich fühlte mich abgeschnitten von der Welt und konnte mir keine Hilfe holen. Der Schub brachte mich mit mir in Kontakt. Ich spürte mein Elend am eigenen Körper und entdeckte erst so einen Weg heraus.«

Der Verlauf der eigenen Erkrankung wird von Menschen in unterschiedlichem Zusammenhang gesehen. So können Verschlechterungen wie vermehrter Durchfall, Darmbluten oder Bauchschmerzen vor oder nach Belastungen auftreten. Treten sie vor der Belastung auf, fühlen sich manche Betroffene traurig, verzweifelt und der Situation nicht gewachsen. Ande-

WICHTIG

Belastung erkennen

Jeder Mensch empfindet aufgrund seiner eigenen Lebensgeschichte unterschiedliche Situationen und Erfahrungen als belastend. Da Belastungen uns aber häufig nicht bewusst sind, müssen wir zu verstehen versuchen, durch welche Verhaltensweisen und Einstellungen wir die Erkrankung auch unbewusst unterstützen.

re erzählen von zu vielen überraschenden Anforderungen und dem eigenen Anspruch an sich selbst, nicht zu versagen. Bei manchen können nach belastenden Situationen – wie etwa einem Autounfall – auch Wochen und Monate vergehen, bis es zu Verschlechterungen kommt.

Gemeinsam ist allen Situationen, dass wir unsere Gefühle nicht mitteilen und ausdrücken können und der Darm diese Gefühle ausdrückt. Der Krankheitsverlauf ist entscheidend davon abhängig, wie die ersten und auch die weiteren Hinweise wahr- und ernst genommen werden.

Besserungen im Krankheitsverlauf fasst ein Gruppenmitglied ganz kurz zusammen: »Weniger Stress – mehr Ausgeglichenheit – weniger Symptome«.

Nach diesen Ausführungen kann der schulmedizinische Begriff »chronisch« – zur Beschreibung des biologischen Ausdrucks der Erkrankung – schließlich auch eine hilfreiche Anregung sein, neue Zusammenhänge des eigenen Krankseins in seiner Vielschichtigkeit ebenso kennenzulernen wie mögliche Wege zur eigenen Gesundung und Verbesserung der Lebensqualität.

Die Verdauungsorgane und ihre Funktionen

Die Verdauung dient der Aufspaltung der Nahrungsstoffe. Sie erfolgt auf mechanischem (Kauen, Darmbewegungen) und chemischem Wege. Dazu liefern bestimmte Drüsen (Speicheldrüsen, Magen, Bauchspeicheldrüse) ihre Verdauungssäfte.

Die Vorverdauung beginnt in Mund und Magen. Im Mund zersetzt der Speichel Kohlenhydrate, im Magen der Magensaft den Eiweißanteil der Speisen. Die Bauchspeicheldrüse sondert ihren Saft in den Zwölffingerdarm ab, der Kohlenhydrate, Eiweißstoffe und Fette aufspaltet (Erklärung der Nährstoffe auf Seite 60 und 131).

In den Zwölffingerdarm wird auch Galle abgesondert, die eine Fettverdauung ermöglicht. Die Endverdauung der Eiweißstoffe und Kohlenhydrate erfolgt im engsten Kontakt mit der Darmzelle und so können die aufgespaltenen Nährstoffe ins Blut aufgenommen werden.

Im oberen Dünndarm werden die aufgespaltenen Kohlenhydrate, Eiweißbausteine und Fette aufgenommen (resorbiert). Der Dickdarm entzieht dem Stuhl Wasser und Mineralstoffe und dickt ihn so ein. Wenn die Darmfunktionen durch eine Erkrankung beeinträchtigt sind, können bestimmte Stoffe im Blut fehlen.

Im Mastdarm wird der Stuhl gesammelt und dann durch den After abgegeben. Im Dickdarm befindet sich eine nützliche Bakterienflora. Ihre Zusammensetzung ist wichtig für die Stabilität der Abwehrkräfte im Darm. Stress und Belastungen wirken auf Magen und Darm.

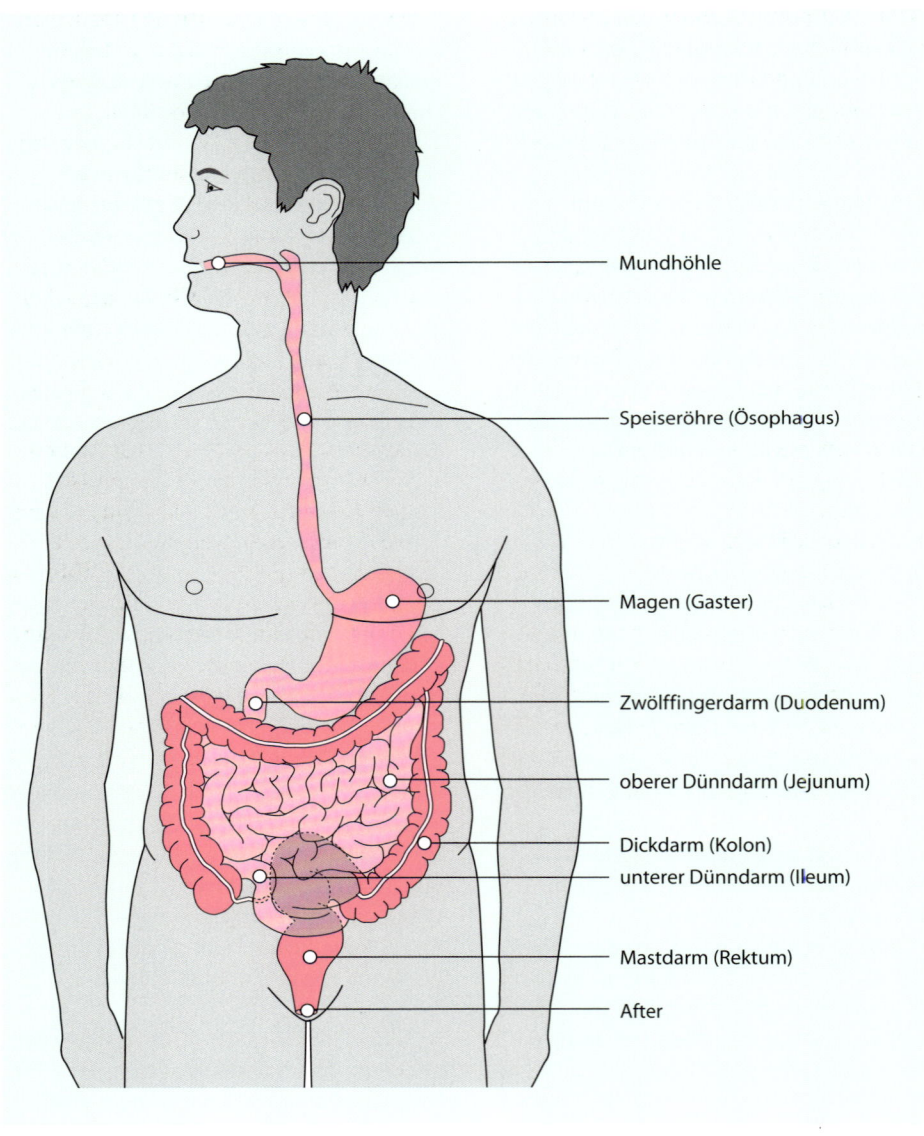

- Mundhöhle
- Speiseröhre (Ösophagus)
- Magen (Gaster)
- Zwölffingerdarm (Duodenum)
- oberer Dünndarm (Jejunum)
- Dickdarm (Kolon)
- unterer Dünndarm (Ileum)
- Mastdarm (Rektum)
- After

▲ Ort der Erkrankung. Der Verdauungstrakt des Menschen.

Neben der physischen Verdauungsfunktion erfüllt der Verdauungstrakt, insbesondere der Dünndarm, auch eine psychische Verdauungsfunktion durch die Spontanbewegungen des Darms (Peristaltik).

Umgangssprachliche Formulierungen wie: »Das schlägt mir auf den Magen«, »aus dem Bauch heraus entscheiden«, »Schmetterlinge im Bauch haben« und »höre auf dein Bauchgefühl« weisen auf die Zusammenhänge der Verdauung mit dem emotionalen Erleben und der Intuition hin. Zwei Phänomene möchte ich erwähnen, die in ihrer Bedeutung für die Verdauung noch viel zu wenig bekannt und gewertet sind:

1. Das von Michael Gershon 1981 wiederentdeckte Bauchhirn (enterisches Nervensystem, siehe Seite 49 oder 50), das in seinen Funktionen unabhängig vom Gehirn und Rückenmark ist, regelt Darmbewegungen und Verdauung. Es scheint in der Lage zu sein, selbstständig Empfindungen wahrzunehmen und zu speichern und sie in vergleichbaren Situationen abzurufen. Einen guten Beitrag dazu finden Sie unter: www.sokrateam.de/download/sokrateam_wissen_bauchhirn.pdf

2. Die von der Körperpsychotherapeutin Gerda Boyesen erstmals so benannte Psychoperistaltik: Sie sieht die Peristaltik im Entspannungszustand als körpereigene Strategie der Stressbewältigung, mit deren Hilfe Reste seelischer Anspannung gelöst und abgebaut werden, die sich wegen Blockierungen im emotionalen Ausdruck nicht auflösen konnten. Wenn ein Gefühl von emotionaler Geborgenheit und Sicherheit vorliegt, beginnt die Psychoperistaltik zu arbeiten und ist von gurgelnden Darmgeräuschen begleitet, die teilweise auch mit dem freiem Ohr hörbar sind. Die leiseren dieser Geräusche können mithilfe eines Stethoskops an der Bauchdecke mitgehört werden (siehe Seite147). Einen guten Beitrag dazu finden Sie unter: www.gbpev.de/was-ist-die-biodynamik/

Persönliche Erlebens- und Verarbeitungsweisen

Eine CED zwingt die Betroffenen, vieles in ihrem Leben zu ändern: Beziehungen ändern sich, Lebensumstände organisieren sich um. Um sich »Ihr« neues Leben zu schaffen, sollten sich Betroffene alsbald darauf einlassen, die Krankheit anzunehmen – um dann das Leben neu zu gestalten. Lesen Sie, wie das gelingen kann. Und lassen Sie sich von der Angst vor einem Stoma (künstlicher Darmausgang) befreien.

»Dass ich selbst schwer krank sein könnte, das habe ich nie für möglich gehalten.« Kranksein wird meist als ein Zustand begriffen, der nicht sein darf, und den der Betroffene möglichst schnell beseitigen lassen muss. Wir empfinden Kranksein als Kontrollverlust über den eigenen Körper und seine Reaktionen, als Abhängigkeit oder auch Unterlegenheit.

Wie kommt es zur inneren Ablehnung der Erkrankung? Eine Betroffene: »Ich habe schon vor dem Schub meinen Körper kaum wahrgenommen und wie eine Maschine behandelt. Ich habe ihn nur bemerkt, wenn etwas nicht stimmte.« Vor dem Schub bagatellisieren Betroffene häufig ihre Beschwerden wie Bauchschmerzen und Fieber und haben gleich eine Erklärung dafür: Es ist eben eine zu enge Hose, die drückt, oder eine Grippe, die Beschwerden bereitet.

Im Schub werden die Beschwerden oft als stark belastend erlebt. Ein Gruppenmitglied: »Die Erkrankung ist ein Störfaktor, da sie mich an vielen Aktivitäten hindert. Immer muss eine Toilette in Reichweite sein. Ich bin niedergeschlagen und traurig, da ich nicht mehr leistungsfähig bin.«

Die innere Ablehnung der Erkrankung

Je stärker wir von einer Erkrankung betroffen sind, umso bewusster sind uns die Folgen. Sie betreffen unser gesamtes Leben. Wir wissen nicht, was im Körper vor sich geht, haben Schmerzen oder Angst vor einer Verschlimmerung, beobach- ten uns intensiv selbst, sind energielos, unterliegen Stimmungsschwankungen, haben Beziehungskrisen. Die CED zwingt uns, diese neuen Erfahrungen in unser Verständnis vom Leben aufzunehmen und einzuordnen. Wenn sie uns aber zu stark ängstigen und auf ungeliebte Einsichten hinweisen, verdrängen wir sie aus dem Bewusstsein. Das kann ein Schutz davor sein, sich infrage zu stellen. Wie wir mit uns umgehen, hat Einfluss auf den Krankheitsverlauf, auch wenn sich manchmal eine Eigendynamik entwickelt und die körperlichen Probleme in den Vordergrund treten.

Schuldgefühle

Viele Betroffene versuchen sich immer wieder zu beweisen, dass sie trotz Durchfall und Bauchschmerzen genauso leistungsfähig wie die anderen Menschen sind. »Ich kann mir und meinem geschwächten Körper keine Ruhe geben.« Psychotherapeuten sprechen in diesem Zusammenhang von der »Krankheit«, nicht krank sein zu dürfen.

Die starke Abhängigkeit von der eigenen Leistung und der Bestätigung durch andere Menschen weist auf die fragwürdige Idealisierung von Leistung in unserer Gesellschaft hin: Krankheit gilt als Schwäche und nicht als ein notwendiger Anpassungsprozess, wenn die Grenzen der eigenen Leistungsfähigkeit überschritten wurden. Zu der Angst, nicht mehr leistungsfähig zu sein, kommt die Angst, anderen zur Last zu fallen.

Minderwertigkeitsgefühle

Eine Betroffene (Morbus Crohn) äußert sich in der Zeit des Schubes: »Ich fühle mich nicht mehr attraktiv. Ich bin abgemagert, antriebslos und niedergeschlagen.« Eine andere sagt zu ihren Bauchschmerzen: »Mich quält der aufgeblähte Bauch, der mich äußerlich verunstaltet.« Verbunden mit einer Ablehnung von sich selbst sind immer starke Schamgefühle.

Schamgefühle

Eine Betroffene erzählt: »Ich schäme mich wegen des Durchfalls und finde mich mit Fisteln ekelig. Da ich den Stuhl manchmal nicht halten kann, bin ich sehr zurückhaltend geworden.« In Zeiten stärkerer Betroffenheit sind erkrankte Menschen häufig in negativen Gedankengängen gefangen. Auch werden alte, unerfreuliche Erlebnisse aktualisiert. Ein Gruppenmitglied (Colitis ulcerosa): »In meiner Kindheit und auch später habe ich mich als Belastung empfunden. Ich kann mir keine Hilfe holen und habe Angst, anderen lästig zu sein. Die Ungewissheit, ob es besser wird, lässt mich resignieren.« Die Art des Erlebens des Krankseins weist auf eigene Einstellungen und Werte hin. Die Erkrankung lehnen wir besonders dann ab, wenn sie mit dem Selbstbild nicht übereinstimmt.

Bei manchen der Betroffenen stehen weniger die Beschwerden als die Angst vor einem möglichen Schub oder der Verschlechterung ihrer Beschwerden im Vordergrund. Es ist sehr wichtig, die Bedeutung der Angst zu verstehen. Wird sie unterdrückt, dann besteht die Gefahr, dass sie untergründig weiterwirkt und die Beschwerden sich dadurch verschlimmern.

Christoph

» Ich habe vieles einfach ausgeblendet.«

Ich habe meinen Körper nur als funktionierendes Etwas gesehen – wenn er lief, war alles klar. Als ich Bauchschmerzen hatte, hatte ich gleich eine Erklärung dafür. Das kam dann eben daher, dass ich z. B. eine zu enge Hose trug. Ich hatte so starke Gelenkschmerzen, dass ich nachts davon wach wurde. Aber auch dafür hatte ich eine Erklärung, es war dann eben eine Erkältung. Das wurde dann abgehakt, man brauchte nicht weiter darauf einzugehen. Ich habe unheimlich viel ausgeblendet. Der Kopf hatte bestimmte Vorstellungen und die wurden dann durchgedrückt. Ich habe wie eine Dampfwalze das Abitur gemacht, studiert, weggearbeitet, zwölf bis 15 Jahre lang im Stress gelebt. Das habe ich weggesteckt wie nichts, habe mich auch gut gefühlt, wenn mich einer gefragt hat. Ich hatte gar kein Gefühl für meinen Körper und plötzlich war ich todkrank. Das hätte ich nie für möglich gehalten. Dabei hatte ich starke Minderwertigkeitsgefühle und wenig Selbstvertrauen: Ich hatte Ängste zu versagen und zu unterliegen. Ich war unfähig, das Leben zu genießen. ■

Wege zum Annehmen der Erkrankung

Die innere Ablehnung der Erkrankung kostet uns viel Kraft und isoliert uns von eigenen Gefühlen und anderen Menschen. Diese Haltung erschwert die Heilung. Wir müssen die Erkrankung annehmen lernen. Auf dem Wege zum Annehmen der Erkrankung durchlaufen Betroffene verschiedene Phasen. Am Anfang stehen meist das Ignorieren von Schwäche und das Ankämpfen gegen die Beschwerden. Bei Verschlimmerungen entstehen Ängste. Längere Phasen von Krankheit gehen mit Wut, Traurigkeit und Niedergeschlagenheit einher. Allerdings stehen bei jedem Betroffenen unterschiedliche Erlebnisse und Gefühle im Vordergrund (Claudia Storz beschreibt in ihrem Roman »Jessica mit Konstruktionsfehlern« ihre Entwicklung). Wie lernt man, die Erkrankung anzunehmen?

Die Beeinträchtigung durch die Beschwerden

Eine Betroffene, die seit längerer Zeit immer wieder unter stärkeren Beschwerden leidet: »Es geht auf und ab, und wie beim Verlauf der Erkrankung gibt es Höhen und Tiefen.« Andere Betroffene, die glauben, ihre Erkrankung angenommen zu haben, berichten, dass sie bei Verschlimmerungen erneut Phasen der Ablehnung der Krankheit durchlaufen. Die findet somit bei vielen nie einen endgültigen Abschluss.

Der Umgang mit Krankheit und Beschwerden

Um die Erkrankung anzunehmen, muss der Betroffene die Krankheit als Teil des eigenen Lebens akzeptieren lernen. Eine Betroffene: »Für mich ist wichtig, in Beziehungen zu sagen, dass ich krank bin. Ich erlebe, dass sich dadurch mein Wert nicht mindert. Andererseits muss ich aufpassen, mich nicht über Krankheit zu definieren und sie als Ausrede zu gebrauchen.«

Hier wird deutlich, dass Krankheit immer zwei Seiten hat: Einerseits erhalten wir durch sie Hinweise, wie wir mit uns umgehen. So verstanden ist sie eine Leistung unseres Körpers, um uns an bestimmte Bedingungen anzupassen und etwa Wünsche nach Ruhe und Zuwendung zu erfüllen. Auf der anderen Seite halten wir an Krankheit fest, wenn wir unsere Wünsche nicht im täglichen Leben verwirklichen lernen. Sich über Krankheit zu definieren ist auf Dauer genauso schädlich wie gegen sie anzukämpfen.

Gefühle wahrnehmen und das Selbstbild ändern

Im Verlaufe der Erkrankung entsteht die Frage »Warum bin gerade ich erkrankt?« Dadurch treten in ihrer Intensität neue Gefühle in den Vordergrund. Viele berichten von Traurigkeit über die Erkrankung, über eine Operation, die Narben hinterlassen hat, Traurigkeit über den eigenen Körper, der nicht mehr so wie früher ist. Eine Betroffene: »Ich habe nicht diesen Ideal-

körper, wie ich ihn mir immer gewünscht habe. Zu meiner Traurigkeit darüber habe ich erkannt, dass wir uns alle danach bewerten, wie toll und attraktiv wir aussehen.« Wer der Frage »Warum ich?« nachgeht, wird auch auf seine Wut stoßen. Ein Gruppenmitglied (Morbus Crohn): »Ich hab nie gedacht, dass in mir so viel Wut gegen mich und die Umgebung steckt. Langsam akzeptiere ich, dass ich nicht mehr so wie früher bin.«

Auf dem Wege zum Annehmen der Erkrankung werden sich manche Betroffene ihrer Ängste bewusst. Eine Betroffene: »Lange Zeit habe ich so gelebt, als ob mir niemand etwas anhaben könnte. Es ist wichtig mir zuzugestehen, dass ich Angst habe, Angst, allein gelassen zu werden und allein zu bleiben. Diese Erkenntnis hat mich offener gemacht.«

Der Umgang mit der Vergangenheit

Zum Annehmen der Krankheit gehört neben dem Wahrnehmen von Gefühlen auch die Suche nach den Gründen. Das Verhältnis zu den Eltern und zur eigenen Ursprungsfamilie kann hier ein wichtiger Aspekt sein und manchmal berichten Betroffene von Enttäuschung oder Groll. Wichtig ist es dabei, mit der Schuldzuweisung gegen sich und andere aufzuhören. Der Ausgangspunkt für eine fruchtbringende Beschäftigung muss das Aussöhnen mit der Vergangenheit sein und das In-die-Hand-nehmen des jetzt stattfindenden Lebens.

Reaktionen und Hilfen anderer Menschen

Sich selbst annehmen, und damit auch die eigene Vergangenheit, braucht Zeit. Dabei können die gesellschaftliche Isolierung und Reaktionen anderer Menschen hinderlich wirken. Diese Skepsis drückt die Frage einer Betroffenen (Morbus Crohn) aus: »Wenn ich mich ändere, bleibt immer noch die Ungewissheit, wie die Umgebung reagiert.« Was hat geholfen, die Erkrankung zu verarbeiten? Wie kann ein möglicher Umgang aussehen – einer der guttut? Die meisten Betroffenen nennen hier an erster Stelle Verständnis. Das bewusstere Wahrnehmen von Gefühlen eröffnet den Kontakt zu anderen Menschen. Betroffene benennen etwa: verständnisvolle Angehörige und Freunde, Erfahrungen in einer Psychotherapie, Informationen von Ärzten oder einen Erfahrungs- und Informationsaustausch mit ebenso betroffenen Menschen.

Die Antworten von zwei Selbsthilfegruppenmitgliedern sollen hier an den Schluss gestellt werden. Eine Betroffene (Colitis ulcerosa): »Geholfen haben Informationen und mein Wissen, dass es anderen genauso schlecht gegangen ist und sie sich erholt haben. Dadurch habe ich begriffen, dass ich mir selbst helfen kann.« Eine andere (Morbus Crohn): »Seit ich mir verhältnismäßig sicher bin, dass die Erkrankung zwar unangenehm, aber nicht lebensbedrohlich ist, bin ich ruhiger.«

Beziehungen ändern sich

Wir leben alle in einem Beziehungsgeflecht. Wenn einer erkrankt, machen alle neue Erfahrungen und ändern ihr Verhalten: der Betroffene, der Partner, Kinder, Eltern und Freunde.

Die Krankheit bringt meist einen innerlichen Rückzug bei Betroffenen und Freunden mit sich. Ein Gruppenmitglied (Colitis ulcerosa): »Alte Freunde reagieren verständnislos. Ich solle mich zusammenreißen und nicht stets an die Krankheit denken.« Ein anderes Gruppenmitglied: »Die meisten wollen nicht wahrhaben und glauben, dass ich krank bin. Nur wenige können sich darauf einlassen und mir zuhören.« So können Freundschaften keinen Bestand mehr haben. Meist braucht es Zeit, neue Freunde zu finden. Im Prinzip wirkt eine CED in alle Lebensbereiche hinein.

Sexualität und Liebe

Je früher sich die Erkrankung im Leben eines Betroffenen erstmals zeigt und je stärker die Krankheitsaktivität ist, desto stärker greift sie häufig ins Leben ein. Jugendliche, die ihre persönlichen, beruflichen Ziele und ihre Identität suchen, sind verunsichert. So kann es sein, dass das körperliche Wachstum eingeschränkt ist bei Betroffenen, die in der frühen Pubertät erkranken. Sie sehen sich dann oft als »Spätentwickler«. Das bringt mit sich, dass das Interesse am anderen Geschlecht später aktuell wird und Beziehungen erst verhältnismäßig spät erfolgen. In Zeiten stärkerer Krankheitsaktivität besteht oft weniger Zutrauen, Kontakte und auch sexuelle Kontakte aufzunehmen.

Ich habe selbst ab dem 16. Lebensjahr die verschiedenen Phasen zu meinem Mannsein/Vatersein im Zusammenhang mit meiner Erkrankung erfahren. Wichtig war, Männer und Frauen kennenzulernen, in deren Kontakt ich mich angenommen und verstanden fühlte.

Meldet sich der Darm mit Blähungen, Schmerzen oder Durchfall, ist es vielen Betroffenen peinlich, wenn andere das mitbekommen. Andere fühlen sich unattraktiv, wenn Operationsnarben oder ein künstlicher Darmausgang vorhanden sind oder die Einnahme von Kortison den Körper aufschwemmt. Dann kann auch Selbstbefriedigung – als Ausdruck der Eigenliebe – eine Möglichkeit für das Ausleben der Sexualität sein.

Betroffene können aber sicher sein, dass es auf dieser Welt ausreichend viele Menschen gibt, für die diese Erkrankung kein Hinderungsgrund ist für das Eingehen einer sexuellen Beziehung oder einer Liebesbeziehung. Eine Frau ist so schön, wie sie sich fühlt. Männer sehen nur das an einer Frau, was ihnen gefällt – das andere wird ausgeblendet. Sexualität kann ein wesentliches Moment im Gesundungs- und Heilungsprozess eines erkrankten Menschen sein. Eine mögliche Kraftquelle ist, wenn wir im Gespräch miteinander sind und Probleme und Wünsche angesprochen werden.

Die Beziehung zum Partner ändert sich

Durch das Erleben der Krankheit entstehen beim Angehörigen neue Gefühle. Ein Partner einer Betroffenen (Morbus Crohn): »Ich kannte meine Frau damals erst ein Jahr, als sie erkrankte. Sie war in ihren Stimmungen sehr wechselhaft und ich konnte ihr nichts recht machen. Ich war traurig darüber und hatte Angst, dass die Beziehung in die Brüche gehen könnte. Doch darüber konnte ich nicht reden.« Während dieser Partner sich zurückzieht, löst bei einem Partner einer anderen Betroffenen (Colitis ulcerosa) deren Verhalten Wut aus: »Meine Frau ging trotz Schubs unwahrscheinlich hart mit sich um. Ich konnte das nicht ertragen und wurde ihr gegenüber sehr aggressiv.«

Tipp

Da wir in einem vielfältigen Beziehungsgeflecht leben, ist es wichtig, über die Auswirkungen der Erkrankung zu reden und Empfindungen und Eindrücke zu äußern.

Im Umgang miteinander geht es aufseiten des Betroffenen besonders um ein Gleichgewicht zwischen Hilfe fordern und annehmen können. Hilfe geben zu können, ohne zu entmündigen, ist die Aufgabe des Partners. Eine Betroffene: »Nach meiner Erkrankung habe ich geheiratet. Als sich dann mein Mann nur für mich aufopferte, wurde ich immer kränker. Als ich merkte, dass ich mit der Zeit immer weniger konnte, mein Mann aber sein Verhalten nicht änderte, da haben wir uns getrennt.« Diese Verhaltensweise mag für viele unverständlich sein, die sich allein als hilfebedürftige Erkrankte sehen. Dennoch: Zu viel Rücksicht und übermäßiges Behüten können die Hilflosigkeit und Passivität des Betroffenen verstärken.

Aber auch der gesunde Partner darf sein eigenständiges Leben nicht aufgeben. Ich erinnere mich an eine Mutter, die ihren 20-jährigen Sohn seit Monaten am Krankenbett versorgte, sich dabei aber so zurückstellte, dass sie 30 Pfund an Gewicht abgenommen hat.

Der Umgang mit Hilfe weist beide Partner darauf hin, welche Erfahrungen der Einzelne mit Abhängigkeit in seinem Leben gemacht hat und wie weit daraus die eigene Selbstständigkeit wachsen konnte.

Die Krankheit bewältigen

Im Verlauf der Erkrankung tritt oft die Frage auf, wie sich die Partner selbst und gegenseitig ertragen können. Zu mir sagte eine Freundin im letzten Schub vor zwanzig Jahren, dass sie es nicht ertragen könne, wie ich leide, und sie immer die Starke sein müsse. Das hat mich sehr getroffen. So kam es dazu, dass die Beziehung schließlich zu Ende ging.

Im Verlauf einer Beziehung ist es zeitweise nötig, sich besonders mit eigenen und gegenseitigen Idealen auseinanderzusetzen. Betroffene fürchten häufig, wegen ihrer gegenwärtigen Krankheitserscheinungen abgelehnt zu werden. Eine betroffene Frau sagte dazu, dass sie viel Zeit brauchte, um sich überhaupt einem neuen Partner zuzumuten. Eine andere: »Ich bin in meiner Partnerschaft offener geworden. So wie ich mit mir umgehe, so reagieren die Menschen um mich herum.« Für Angehörige ist wichtig, nicht immer »richtig« im Umgang mit dem Betroffenen reagieren zu wollen, sondern zu sich stehen zu lernen und die eigenen Gefühle auszudrücken.

Für manche Partner ist die Bewältigung von Krankheit eine Chance, da sie eine Weiterentwicklung ermöglicht. Eine Betroffene: »Mein Mann hat mir geholfen, die Erkrankung zu verarbeiten und anzunehmen. Er nahm den Durchfall mit all den unappetitlichen Nebenerscheinungen als selbstverständlich hin und hatte viel Verständnis für mich.« Eine andere: »Mein Freund hat unheimlich viel Angst um mich. Zeitweise wirkt seine Angst auf mich lähmend und einengend. Insgesamt ist er aber fürsorglich, und ich kann mit ihm über alles reden. Daran ist unsere Partnerschaft gewachsen.«

Änderungen in Schule und Beruf

Die Erkrankung kann die Ausbildung in Schule und Beruf einschränken oder verzögern. Ein Gruppenmitglied: »Als ich krank wurde, ging ich noch zur Schule. Ich musste eine Klasse wiederholen und verlor dadurch meine Freunde.« Eine CED kann auch die Ausübung des Berufs beeinträchtigen oder unterbrechen. Eine Betroffene, die ein kleines Geschäft geführt hatte: »Es war belastend, als Verdienstquelle auszufallen und mich als Belastung für die Familie zu sehen.« Meist bringt die Erkrankung erst einmal eine Entlastung von zu hohen Anforderungen. Auf der anderen Seite können neue Belastungen entstehen durch die Isolierung von bisherigen Kollegen und Freunden oder durch die Angst vor Arbeitslosigkeit.

Wenn der Betroffene nach einer Krankheitsphase an seinen Arbeitsplatz zurückkehrt, entstehen manchmal erneut Probleme. Ein Betroffener: »Als ich aus der Klinik zurückkam, wurde ich als Springer eingesetzt. Ich musste immer da aushelfen, wo jemand fehlte. Da bin ich untergegangen und war nur noch krank.«

Jeder Betroffene muss selbst entscheiden, ob er die Belastungen im Beruf ertragen will. Andere Möglichkeiten sind: Eine Halbtagsstelle suchen, den Beruf wechseln, eine Erwerbsminderungsrente beantragen oder sich arbeitslos melden. Manchmal kann man sich ohne berufliche Verpflichtungen besser auskurieren. Ein Arbeitsloser erhält bei Krankheit weiterhin Arbeitslosengeld, wenn er Anwartschaften erworben hat.

Arbeitsplatzsuche

Über einen Rechtsanwalt habe ich zum Einstellungsgespräch und Personalfragebogen folgende Informationen erhalten: Fragen nach früheren Erkrankungen sind nur beschränkt zulässig, da sie einen Eingriff in die Intimsphäre bedeuten. Zulässig sind sie nur insoweit, wie an ihrer Beantwortung ein Interesse für den Betrieb und die Arbeitsleistung besteht. Zulässig ist die Frage: »Waren Sie in den vergangenen beiden Jahren wegen einer schwerwiegenden, chronischen Erkrankung, die Einfluss auf die vorgesehene Arbeitsleistung haben könnte, arbeitsunfähig krank?« Nur in sehr ernsten Fällen mit einer Prognose weiterer Schübe könnte auch ohne Nachfrage eine Offenbarungspflicht des Arbeitnehmers bestehen. Eine Anfechtung des Arbeitsvertrages durch den Arbeitgeber ist möglich, wenn der Arbeitnehmer die Frage bewusst falsch beantwortet hat. Da sich die Rechtsprechung auf die Krankheitsprognose zurzeit der Einstellung bezieht, kann man sich durch ein Gutachten eines Arztes absichern (Seite 152 ff.).

Problematisch ist, dass es für erkrankte Menschen zu wenig Halbtagsstellen gibt. Sie sind für Arbeitgeber nicht genügend profitabel. Darum sind erkrankte Menschen ebenso wie Behinderte benachteiligt. Die Gesetze leisten diesem Missstand Vorschub. Ein Gespräch mit dem Arbeitgeber kann aber in manchen Fällen hilfreich sein.

Die Beantragung von Erwerbsminderungsrente bedeutet bis zur Durchsetzung häufig nicht nur einen äußeren Kampf. Ein Betroffener (32 Jahre alt): »Es war eine unheimliche Überwindung, einen Rentenantrag zu stellen. Ich fühlte mich ausgeschlossen und zum alten Eisen gehörig.«

Die meisten Menschen halten aber ihre Arbeitsfähigkeit aufrecht. Für sie ist es besonders wichtig, einer regelmäßigen Beschäftigung nachzugehen: »Ich brauche die Arbeit und das Gefühl, gebraucht zu werden.« Aber auch diese positive Einstellung kann ins krankheitsfördernde Gegenteil umschlagen. Um sich selbst und anderen zu beweisen, dass man doch alles kann, gehen einige Betroffene sehr hart mit sich um. Eine Betroffene: »Als Lehrerin wollte ich nicht zu erkennen geben, dass ich krank bin. Das habe ich erkauft durch ganz frühes Aufstehen. Ich habe lieber eine Aufgabe mehr übernommen, um zu demonstrieren, dass ich alles doch kann.«

Schwangerschaft – und was damit zusammenhängt

Durch eine Schwangerschaft und die Geburt eines Kindes verändert sich die gesamte Lebenssituation der Eltern. So wissen beide Partner vorher nicht, wie sie mit ihren neuen Rollen als Vater und Mutter zurechtkommen werden.

Belastungen entstehen, wenn ungeklärte Fragen und Ängste im Zusammenhang mit Krankheit und Schwangerschaft bestehen. Eine Betroffene: »Auf meine Frage, ob das Kind von der Erkrankung betroffen sein kann, erfuhr ich von meinem Arzt, dass die Darmerkrankung keine negativen Auswirkungen auf das Kind haben muss. Ich soll möglichst nicht im akuten Schub, bei starkem Untergewicht oder ausgedehnten Fisteln schwanger werden, da ich dann ja auch viele Medikamente zu mir nähme.«

Um Belastungen frühzeitig zu erkennen, können sich die Partner, etwa in einem Gespräch, über den Stellenwert ihres Kinderwunsches bewusster werden: Warum möchte ich ein Kind? Warum möchten wir ein Kind? Kinder, die aus Enttäuschungen in Beziehungen gewollt werden, bringen Probleme, wenn sie sich selbstständig machen. Bestimmte Einstellungen führen zu Konflikten mit dem Partner.

Eine Betroffene, die in einer Pause ihrer beruflichen Karriere ein Kind wollte, hatte nicht bedacht, dass der Wechsel vom Beruf in die Mutterrolle so tief greifende Konsequenzen hat: »Ich war mit dem winzigen Baby total überfordert und dabei verschlimmerte sich die Erkrankung.« Zu klären ist zwischen den Partnern, wie

Haus-, Kinder- und Erwerbsarbeit aufgeteilt werden können. Das Kind weist die Eltern immer wieder auf den Umgang mit sich selbst hin. So erlebte ich als Vater und Mann meine Wünsche nach Abgrenzung und Nähe, die ich mir bewusst machen musste. Für andere betroffene Frauen und Männer ist vor der Geburt das Gefühl wichtig, sich Hilfe holen zu können.

Wenn während der Schwangerschaft körperliche, seelische, soziale Schwierigkeiten, Fragen oder Ängste auftreten, sollte die Betroffene versuchen, sich Sicherheit und Verständnis von ihrem Arzt zu holen. Selbst bei schweren Krankheitsverläufen kann die Frau mithilfe von Medikamenten oder Sondenernährung ein gesundes Kind zur Welt bringen.

Ulla

» Wissen ist wichtig.«

Sehr wichtig für eine Frau, die ein Kind bekommen will, ist, sich ausreichend zu informieren und einen Zeitpunkt zu wählen, wo sie sich innen drin ganz sicher fühlt, dass sie es schaffen wird. Die eigenen Blutwerte zu kennen und zu verstehen, kann eine Hilfe sein. Aber wichtig ist, sich selbst ganz sicher zu sein. Andere Frauen berichten, dass die Geburt und die Zeit danach eine unheimliche körperliche Anstrengung sind. Besonders, wenn man nicht gesund ist. ▬

Leben mit dem künstlichen Darmausgang

Dagmar Schober

Wenn aufgrund von Morbus Crohn oder Colitis ulcerosa größere Darmabschnitte während einer Operation entfernt werden, muss manchmal auch ein künstlicher Darmausgang (= Stoma) angelegt werden. Für die meisten Betroffenen ist die Vorstellung dramatisch, mit einem Stoma und einem Beutel auf den Bauch leben zu müssen. Ablehnung, Vorurteile, Zweifel und die immer wiederkehrende Frage »Warum gerade ich?« steigern Ängste oder Unsicherheiten, die sowieso schon vor einer Operation bestehen.

Information hilft

Da hilft nur, sich informieren und aufklären lassen, wie es sich mit einem Stoma lebt. Aus eigener Erfahrung weiß ich, dass die Schmerzen, Beschwerden und Einschränkungen, die man aufgrund einer chronisch entzündlichen Darmerkrankung erleiden muss, um ein Vielfaches schlimmer sind als ein künstlicher Darmausgang. Wer sich wochen-, monate- oder gar jahrelang mit Fisteln, Stenosen, blutigen Durchfällen und der ständigen Panik, das nächste WC nicht zu erreichen, herumgeschlagen hat, der wird das Stoma als wahren Segen erleben! Ungläubigen kann ich nur entgegen halten, dass ich schon einige Tage nach der Stomaanlage schmerzfrei war – ein Zustand, den ich schon gar nicht mehr kannte!

Natürlich geht es nicht jedem Betroffenen gleich. Ganz entscheidend für die Akzeptanz des Stomas ist der vorherige Leidensdruck. Für Menschen, die ohne große Beschwerden mit der Notwendigkeit einer Stomaanlage konfrontiert werden (z. B. aufgrund eines möglichen Krebsrisikos nach jahrzehntelangem Krankheitsgeschehen), bedeutet die Operation eine (vermeintliche) Verschlechterung ihrer Situation. Wer dagegen stark unter seinen Krankheitssymptomen leidet, kann das Stoma leichter akzeptieren. Von vielen Stomaträgern habe ich nachher gehört: »Wenn ich gewusst hätte, wie gut man mit Stoma leben kann, hätte ich mich früher operieren lassen!«

Ich war 29 Jahre alt, als ich mein Stoma bekam. Damals haben sich mir Fragen zum Thema Partnerschaft, Schwangerschaft, Studium und Beruf aufgedrängt. Rückblickend kann ich behaupten, dass es sicher nicht einfach ist, das Leben mit dem Stoma zu bewältigen. Aber im Vergleich zu meinem Leben mit Crohn-Beschwerden ist ganz schnell wieder Lebensqualität und Lebensfreude eingekehrt – was sich positiv auf meine ganze Lebensgestaltung und -planung sowie auf meine Familie und mein Umfeld ausgewirkt hat!

Gut versorgt mit einem Stoma

Um den letzten Zweiflern Mut zum Stoma zu machen: Es gibt fast nichts, was man mit Stoma (ob Dünn- oder Dickdarmausgang) nicht machen kann. Die einzigen Einschränkungen betreffen anstrengende körperliche Tätigkeiten wie schwer heben oder bestimmte Sportarten wie z. B. Turnen am Reck (doch wer denkt als Crohn/Colitis-Betroffener schon an so etwas!). Ansonsten kann man – eine sichere Stomaversorgung vorausgesetzt – unbeschwert schwimmen, Rad fahren, reisen, in die Sauna gehen, fast alles essen, ein schmerzfreies und lustvolles Liebesleben haben, Kinder bekommen, berufstätig ohne ständige Ausfallzeiten sein, Berge besteigen und joggen (auch wenn keine Bäume in der Nähe sind), Stadtbummel machen, Ski fahren (ohne ständiges Herausschälen aus dem Skianzug) usw.

Wichtig für ein gutes Leben mit dem Stoma ist eine optimale Stomaanlage und -versorgung. Die Voraussetzungen dafür schaffen die Betroffenen zusammen mit dem Chirurgen und der Stomatherapie, um die ideale Position am Bauch (im Stehen, Liegen und Sitzen) zu finden. Dank der heutigen modernen Versorgungssysteme kann jeder Stomaträger die für ihn passende Versorgung finden. Wer Informationen zum Thema Stoma und Erfahrungsaustausch mit Betroffenen sucht, der kann sich an die Deutsche ILCO wenden. Näheres unter www.ilco.de, Website der Deutschen ILCO für Stomaträger, Menschen mit Darmkrebs sowie deren Angehörige.

32

Wie hängen Erkrankung und Leben zusammen?

Vielleicht ist das Auftreten einer CED wie eine Aufforderung: Lernen Sie sich selbst kennen! Erforschen Sie Ihre Biografie, erkennen Sie Ihre Schwächen – aber auch Ihre Kräfte. Stellen Sie sich Fragen nach dem Warum – und finden Sie die Antworten bei sich und in Ihren Beziehungen. Geben Sie sich nicht die Schuld für Ihre Erkrankung, aber stellen Sie sich selbst.

Jeder Mensch hat eine individuelle Lebensgeschichte (Biografie) und lebt innerhalb seiner ganz eigenen Beziehungen. Daher muss die Suche nach eventuell auslösenden Ursachen für Beschwerden subjektiv sein, also eine ganz persönliche Forschung, nur bezogen auf den jeweiligen Menschen. Fragen dazu lassen sich grundsätzlich aus zwei verschiedenen Blickwinkeln stellen.

Zum einen: Wodurch bin ich krank geworden? Liegt die Ursache vielleicht in meiner Vergangenheit? Hier berichten Betroffene etwa von belastenden Erlebnissen oder Zuständen in Kindheit, Jugend oder Erwachsenenalter. Dafür werden dann die Eltern, die eigene Unzulänglichkeit oder die Gesellschaft verantwortlich gemacht. Betroffene, die ihre Vergangenheit analysieren, lernen sich kennen als Opfer bestimmter Bedingungen und Strukturen.

Zum anderen: Inwieweit bin ich mit meiner gegenwärtigen Lebensführung am Entstehen der Erkrankung beteiligt? Wer dieser Frage nachgeht, der erkennt die individuelle Bedeutung und die seelische Beteiligung an der Erkrankung an. Sie weist den Einzelnen auf nicht gelebte Ausdrucksmöglichkeiten hin. So verstanden ist sie nicht nur ein Übel, sondern kann auch ein Weg zur Entfaltung der eigenen Persönlichkeit sein. Denn der Betroffene begreift sich auch als Gestalter des eigenen Schicksals.

Tipp

Trauen Sie sich, denken Sie nach: Da wir in einem vielfältigen Beziehungsgeflecht leben, ist es wichtig, über die Auswirkungen der Erkrankung zu reden und Empfindungen und Eindrücke zu äußern.

Beide Sichtweisen sind nötig und ergänzen einander. Auf den folgenden Seiten sollen die Antworten von Betroffenen, vornehmlich aus unserer Selbsthilfegruppe, vorgestellt werden. Da diese Zusammenhänge häufig unbewusst sind und Antworten den Einzelnen ängstigen, nehmen manche Gruppenmitglieder psychotherapeutische Hilfe in Anspruch.

Hat uns die Umwelt krank gemacht?

Wir leben ständig in Wechselwirkung mit unserer Umwelt: Luft, die wir atmen, Nahrung, die wir essen, Menschen, mit denen wir zu Hause, in Schule oder Beruf umgehen. Dadurch ist es wichtig, solche Einflüsse zu erkennen und abzuwehren, die direkt oder indirekt krankmachend wirken können. Ständig ereilen uns neue Nachrichten darüber, dass Obst Pestizide enthält, dass Salate Keime tragen, dass Fleisch mit Antibiotika verseucht ist. Ebenso wichtig sind aber auch die nicht materiellen Einflüsse: Enge Grenzen in den Köpfen machen Entfaltung im Leben unmöglich, strenge Regeln limitieren Bewegung – geistiger als auch körperlicher Natur –, mehr oder weniger diffuse Ängste lähmen die Handlungsfähigkeit.

Direkte (physische) Schadstoffe

Betroffene berichten von Schadstoffen in der Nahrung (Zucker oder auch zu viele Konservierungsstoffe) sowie von Nahrungsmittelallergien, von Medikamenten wie Paracematol oder auch von Östrogenen in »Anti-Baby«-Pillen.

Bei dieser Aufzählung will ich betonen, dass bei der Bewertung von Schadstoffen neben wissenschaftlichen Ergebnissen auch eigene Erfahrungen und Lebensumstände berücksichtigt werden müssen. Eine Betroffene sagt dazu: »Ich nehme die Anti-Baby-Pille erst einmal weiter, da mir die Sicherheit der Schwangerschaftsver-

hütung wichtig ist« (zu Ernährungsgewohnheiten siehe Seite 131).

Indirekte (soziale) Schadstoffe

Hier berichten Betroffene besonders von krankmachenden gesellschaftlichen Normen, von unpersönlichen Arbeits- und Lebensverhältnissen. Dabei können die gesellschaftliche Überbetonung von Leistungs-, Konkurrenz- und auch Konsumfähigkeit, die Tabuisierung von Krankheit und anderen abweichenden Verhaltensweisen ebenso wie das negative Verständnis des Körpers als Maschine beim Einzelnen zu einer Entfremdung von den eigenen Bedürfnissen und somit zur Belastung und schließlich zur Krankheit führen. Daher halte ich es für wichtig, sich die gesellschaftliche Seite des Lebensproblems immer auch bewusst zu machen. Niemand lebt für sich allein, sondern immer in einem Geflecht aus Beziehungen.

Die Suche nach krankmachenden Umweltfaktoren wirft die Frage auf, inwieweit der Einzelne an der Gestaltung dieser Bedingungen beteiligt ist. Leben wir häufig mit dem Gefühl, unsere Lebensbedingungen »haben sich so ergeben«, oder erkennen wir sie als Ergebnis unserer Entscheidungen? Ist unser Gestaltungsspielraum wirklich so eng und begrenzt, wie wir glauben? Die Wechselwirkungen sollen in den nächsten Kapiteln mit berücksichtigt werden.

Ist CED eine psychosomatische Erkrankung?

Die in der Praxis der Medizin übliche Aufteilung in körperliche (= somatische) und auf der anderen Seite psychosomatische Erkrankungen halte ich für überholt. Neuere wissenschaftliche Erkenntnisse zeigen, dass an Entstehung und Verlauf der meisten Erkrankungen körperliche, seelische (= psychische), geistige und soziale (mitmenschliche, gesellschaftliche) Bedingungen beteiligt sind. Grundlage hierfür ist die biopsychosoziale Medizin. Sie beruht auf einem umfassenden Theoriekonzept, innerhalb dessen der Mensch in Gesundheit und Krankheit erklärbar und verstehbar wird. In diesem Zusammenhang habe ich Kritik an der klassischen Psychosomatik und der psychosomatischen Forschung geübt, wenn Tabellen über Persönlichkeitsmerkmale veröffentlicht werden, ohne die Lebensgeschichte der Betroffenen zu berücksichtigen.

Die Suche nach psychischen Ursachen ist bei Betroffenen häufig mit Ablehnung verbunden, da sich der Einzelne in eine Schublade mit der Aufschrift »auffällig« und »unnormal« gesteckt fühlt. Allein das Wort Ursache steht in enger Beziehung zum Wort Schuld. Das ist entwürdigend. Es setzt voraus, dass man etwas hätte verändern können. Dieses negative Verständnis von Psychosomatik hat es vielen Betroffenen erschwert, zu erkennen, dass sie selbst etwas verändern und sich Hilfe holen können.

Die einzelnen Teilnehmer erzählen von ganz individuellen Erfahrungen, Erlebnissen, Verhaltensweisen, die nur im Zusammenhang mit ihrer Lebensgeschichte zu verstehen sind. Zwei Betroffene sehen Verbindungen zwischen ihrer jetzigen Umgehensweise mit Belastungen und ihrer Kindheit. Die Beispiele sind nicht allgemein und für jeden gültig, sollen lediglich als Denkanstoß dienen, die eigene Krankheit anzuschauen und die Vergangenheit annehmen zu lernen.

WICHTIG

Die eigene Vergangenheit

In der Gegenwart leben wir das, was wir gestern (früher) erfahren und gelernt haben. Um die untergründige Dynamik unserer gegenwärtigen Gefühle und Handlungen zu erkennen, ist es notwendig, sie mit der Vergangenheit in Beziehung zu setzen. Diese Betrachtung zusammen mit anderen Menschen zu unternehmen, ist besonders hilfreich und effektiv. Indem Einzelne in unserer Gruppe ihre Lebensgeschichte erzählen, können sie sich selbst in ihren Handlungen verstehen lernen. Die eigene Vergangenheit verstehen und annehmen zu lernen heißt, selbstbewusster zu werden.

35

Eine Betroffene: „Meine Mutter hat mich schon in der Schwangerschaft abgelehnt. Sie hatte Hassgefühle, als sie wieder schwanger war. Ich war eine Frühgeburt, wog nur 2,5 Pfund und war drei Monate im Brutkasten. Meine Mutter mochte mich körperlich nicht anfassen, da ich so zerbrechlich war. Ich habe einen zwei Jahre älteren Bruder. Er war erwünscht und der Sonnenschein der Familie. Ich wuchs in seinem Schatten auf und litt unter Ängsten und Minderwertigkeitsgefühlen. Mein Körper ist heute noch das Ventil für nicht verarbeitete Erlebnisse und Gefühle.«

Mir selbst fiel es früher schwer, in konflikthaften Situationen Gefühle von Angst und Wut wahrzunehmen und zu äußern. Zurückgehaltene Gefühle aber führen zu Belastungen und greifen den Körper an. In Gruppen lernte ich, mich auszudrücken und zu verstehen. Geholfen haben mir auch Gespräche mit meiner Mutter, in denen sie mir erzählte, was sie geprägt hat: Bestimmte Umgangsweisen in der Beziehung ihrer Eltern, die Übernahme bestimmter Werte und Normen vor allem im Verhältnis zwischen Eltern und Kind, Erfahrungen in der Beziehung zu meinem mittlerweile verstorbenen Vater. Auf diese Weise lernte ich, meine Lebensgeschichte zu verstehen und anzunehmen.

Beziehungen (er-)leben

Wie haben wir das Dreiecksverhältnis von uns zu den Eltern und zwischen ihnen erfahren? Wie erleben wir sie und diese Beziehungen heute? Wie weit sehen wir uns als Produkt dieser Erfahrungen? Welche anderen Erfahrungen haben uns mitgeprägt?

Betroffene erzählen, dass zurzeit ihres ersten Schubes unterschiedliche und oft massive Belastungen und Konflikte in Schule, Beruf, Familie und Freundeskreis zusammenkamen. Eine Frau berichtet von Sterbefällen in ihrer Familie und fährt dann fort: »Auslöser des ersten Schubes war ein Satz meines Mannes, der immer mehr in meinen Gedanken an Gewicht gewann, sodass ich schlecht einschlafen konnte und nachts aufstand. Am Tage war mir übel. Ich hatte wochenlang Sodbrennen. Sprechen konnte ich darüber nicht, und wenn, dann nur unter Tränen, und die Reaktion meines Mannes war: ›Du tüdelst ja.‹« Die Erkrankungen und andere Symptome treten oft auf, wenn wir einen Konflikt nicht mehr, etwa durch Nachdenken, Reflektieren und intellektuelle Leistung, lösen können.

Ähnlichkeiten entdecken

Wir können häufig nur schwer zu unserer Verletzlichkeit, unserer Schwäche und Angst stehen, achten zu wenig unseren inneren Wert und unseren Körper, orientieren uns an verinnerlichten Normen und Erwartungen anderer (etwa in Bezug auf Leistung und Anerkennung), die wir selbst nicht erfüllen können. Eine Betroffene sagt nach einem Jahr Teilnahme an der Selbsthilfegruppe: »Meine innere Strukturierung ist geblieben, aber ich kann daran arbeiten.«

Beim Erzählen der eigenen Lebensgeschichte geht es zunehmend weniger um das »Warum« als um das »Wie«: Wie lebe ich jetzt? Kann ich verstehen, was mich krank macht? Kann ich neue Wege des Miteinanderumgehens eröffnen?

Klara

》Vielleicht ist die Erkrankung ein Signal.«

Mein Vater wurde bei uns totgeschwiegen. Er machte Versprechungen, die er alle nicht hielt. In der Schulzeit wollte ich einfach nicht zugeben, dass mein Vater mich und meine Mutter verlassen hat, dass er uns nicht mehr lieb hatte. Da habe ich oft gesagt: »Mein Vater ist tot, der lebt nicht mehr.« Meiner Mutter gegenüber fühle ich mich auch heute noch unsicher und nicht verstanden. Sie überfordert mich heute noch, da sie immer nur von sich erzählt und nie zuhören kann. Wenn ich das sage, fängt sie an zu weinen und nichts ändert sich. Logisch hat sie eine schwere Zeit durchgemacht – damals – mit drei kleinen Kindern allein dazusitzen, arbeiten zu müssen. Vielleicht ist es ein Ausdruck der Krankheit, dass ich etwas habe, wodurch ich sagen kann: »Ich kann das nicht.« Da mein Vater meine Mutter verlassen hat, kamen Themen wie Männer und Sex nie zur Sprache. Und wenn, dann nur mit negativen Vorzeichen. Das brachte Probleme für mich, sodass ich mir erst spät ein Interesse an Jungen eingestand. ▪

Welche Bedeutung haben die Symptome?

Im akuten Schub sind die Beschwerden eine Belastung, die wir möglichst schnell loswerden möchten. Wenn sie sich bessern und wir sie in gewisser Weise kontrollieren, können wir uns mit den Fragen beschäftigen: Was hat uns in diesen Zustand gebracht? Welche Bedeutung haben die Symptome? Wie deuten wir sie? Eine Betroffene (Colitis) erzählt ein Jahr nach ihrem ersten Schub: »Ich war in einer Dreierkiste, als ich meinen neuen Freund kennenlernte. Ein halbes Jahr brauchte ich Zeit, mich zu entscheiden. Da traten die Blutungen auf. Ich vermute bei mir bestimmte Zwänge und Erwartungen an mich und die Umwelt. Durch eine Gruppentherapie mit Frauen hoffe ich, mehr darüber herauszubekommen.«

Ich selbst habe während meines letzten Schubes im Psychologiestudium Entspannungs- und Visualisierungsübungen kennengelernt. Bewusste Entspannung bietet eine Möglichkeit, sich zu besinnen und Handlungsmuster zu erkennen. Eine gewisse Distanzierung erleichtert zu fragen: Welche Erfahrungen belasten mich im täglichen Leben und führen zu einer

37

WISSEN

Tagebuch

Zusammenhänge lassen sich leichter erkennen, wenn man über seine Erfahrungen ein Tagebuch führt. Im Tagebuch können verschiedene Symptome in ihrem Verlauf beobachtet werden wie Müdigkeit, Magensäuern, Kopfschmerz, Verspannungen, Darmschmerzen und -grummeln, Erkältung, Verschnupftsein. Der Zusammenhang von körperlichem Befinden und äußeren Ereignissen weist uns möglicherweise auf das Problem hin. Im Übrigen kann schon das Schreiben eines Tagebuchs einen nachhaltigen psychischen Verarbeitungsprozess beinhalten.

Verschlimmerung oder auch einer Verbesserung der Beschwerden?

Zeichen lesen lernen

In der Selbsthilfegruppe können wir die Bedeutung der Symptome verstehen lernen. Ein Gruppenmitglied: »Ich war immer in Aktion, konnte nicht einfach ruhig dasitzen und zufrieden sein. Die Erkrankung gibt mir die Erlaubnis, mir Ruhe zu gönnen und schwach zu sein.« Eine Betroffene (im Schub): »Ich habe nie gedacht, dass ich Angst habe. Jetzt leide ich unter Lebens- und Zukunftsängsten.« Eine andere Betroffene sieht die Erkrankung im Zusammenhang mit dem Aufschieben einer Entscheidung: »Die Erkrankung zwang mich dazu, zu Hause zu bleiben und warf mich auf mich selbst zurück.«

Für jeden Menschen hat die Darmerkrankung eine andere Bedeutung. Oft haben die Beschwerden die Funktion einer Notbremse, mit der man unbewusst Schonung und Zeit zum Verharren erhält. Dabei geht es um unlösbare Konflikte. Die Zusammenhänge sind immer individuell unterschiedlich. Bedrohlich sind die Ereignisse aufgrund der Konfrontation mit eigenen inneren Ansprüchen und äußeren Gegebenheiten, etwa der Angst, sich in Leistungssituationen anderer Menschen nicht anvertrauen zu können.

Aufmerksamkeit schärfen

Betroffene entdecken auch Zusammenhänge, die liebens- und bewundernswert an der eigenen Krankheit sind. Ein Gruppenmitglied, bei dem vor einem Jahr ein großer Teil des Dickdarms entfernt wurde: »Durch die Erlebnisse bei der Operation, der Narkose und der langen Zeit des Liegens bin ich zur Besinnung gekommen. Irgendwie bin ich früher an Wesentlichem vorbeigegangen. Ich bin aufmerksamer für Selbstverständlichkeiten und erlebe Beziehungen intensiver. Ich liebe meine Krankheit, da sie mich gesund hält. Durch sie entdeckte ich andere Werte von Schönheit und Attraktivität wie etwa Ausgeglichenheit und Lebenslust.« Krankheit kann zu einer erweiterten Selbsterfahrung verhelfen. Sie ist eine Anpassungsleistung des Körpers an veränderte Bedingungen.

Wichtig ist, das gesamte Leben anzuschauen. Eine Erkrankung hat eine Bedeutung in Bezug auf meine Einstellung und
Überzeugung von mir, zu Menschen in
privater und öffentlicher Umgebung. Eine
Betroffene: »In der Gruppe kann ich bemerken, wie ich reagiere, und sehen, wie
andere Menschen auf die gleiche Situation
anders reagieren. Ich kann neue Handlungsmöglichkeiten kennenlernen und
versuchen, kleine Schritte zu gehen: Etwa
Rücksicht auf mich nehmen, nicht immer
ans Telefon gehen, wenn mir nicht danach
zumute ist.«

Deutlich wird, dass unterschiedliche Bereiche und Ebenen in ihrer Bedeutung
und in ihren Wechselwirkungen betrach-
tet werden können, von denen manche
Aspekte leicht, andere erst verzögert und
Stück um Stück bewusst wahr- und ernst-
genommen werden können.

Die Botschaft des Körpers verstehen

Oft lässt sich die Bedeutung von Krankheit und Symptomen nicht allein durch
unsere schon bewussten Fähigkeiten
erkennen und verstehen. Der größte Teil
unserer Vorstellungen, Erinnerungen, Eindrücke, Motive, Einstellungen und Hand-
lungsbereitschaften ist in unserem Un-
terbewusstsein gespeichert, beeinflusst
aber unser tägliches Tun und Denken.
Diese unbewussten oder unterbewussten
Erinnerungen und Fähigkeiten können
im entspannten Zustand oder während
einer Hypnose »angezapft« werden, um
Antworten zu finden. Wenn Kopf und
Bauch dabei in einen respektvollen, »inneren Dialog« treten, treten oft Themen
der Selbstfürsorge in den Vordergrund
wie: Was brauche ich wirklich? Wie kann
ich Kopf und Bauch »zusammenbringen«?
Wie kann ich mir Ruhe geben? Diese Botschaften gilt es zu verstehen (siehe Seite 144, 112).

Was ich zur Gesundung tun kann

Innerhalb bestimmter Grenzen kann ich positiv auf meine Krankheit einwirken. Grundlage ist eine aktive Lebenshaltung und -gestaltung sowie die Auseinandersetzung mit Lebens-, Krankheits- und Gesundheitsfragen. Für das Suchen und Finden der eigenen Handlungsmöglichkeiten helfen Fragen und deren Reflexion. Sie sollen den Betroffenen zum Nachdenken über sich selbst anregen und Gespräche mit Partner oder Freunden erleichtern.

Viele Betroffene bringen Verschlimmerungen im Krankheitsverlauf in Zusammenhang mit Stress. Stress ist das englische Wort für Anspannung. Man kann zwischen positivem (Eustress) und negativem (Dis-)Stress unterscheiden. Negativer Stress entsteht etwa bei Ärger und Wut. Was wir als stressig erleben, hängt von der ganz persönlichen Bewertung der Ereignisse ab. Trennung, Verlust und Todesfälle erleben wir meist als Stress. Er kann aber auch aufgrund unrealistischer Erwartungen, falscher Bewertungen und ungünstiger Denkgewohnheiten auftreten. Zumeist steht Stress jedoch im Zusammenhang mit bestimmten Ängsten: Angst vor Ablehnung, Fehlern und Konflikten oder davor, anderen weh zu tun.

Die Naturwissenschaft stößt bei der Beantwortung dieser Fragen an Grenzen, da nicht allein allgemein-objektive, sondern individuelle Antworten und Erklärungen nötig sind, um sich den Ursachen und der nötigen (Be-)Handlung zu nähern. Daher muss der Betroffene selbst forschen. Berufliche Experten sind hier »nur« fachliche Begleiter und Berater. In der Folge finden Sie eine Liste notwendiger Fragen, die zu klären sind, um den Weg zur Gesundung zu finden:

- Wodurch stärke/wodurch schwäche ich meine Lebens- und Abwehrkräfte?
- Kann ich Krankheit als Teil meines Lebens akzeptieren? Erfahre ich durch sie Neues und sehe ich auch positive Folgen? Lehne ich die Krankheit ab und möchte alles so weitermachen wie in der Zeit ohne sie?
- Nehme ich die veränderten Grenzen wahr? Kann ich mir Erholung gönnen? Durch welches Verhalten schaffe ich mir neue Belastungen?
- Wie spüre ich Belastungen? Welche Körperregionen reagieren besonders empfindlich darauf? Lasse ich mich in belastenden Situationen von meiner Körperwahrnehmung leiten, erkenne ich die Signale und nehme sie ernst?
- Nehme ich meine Bedürfnisse nach Entspannung,

gesunder Ernährung, Bewegung, Nähe und Distanz wahr? Kann ich sie ausdrücken? In welchem Ausmaß sorge ich für ihre Erfüllung?

- Wie erlebe ich die Gefühle von Angst, Trauer, Wut, Liebe und Freude? Kann ich sie mit anderen teilen?
- Wie oft erlebe ich widersprüchliche Gefühle gegenüber einem Menschen oder Ereignis? Kann ich die Widersprüchlichkeit akzeptieren, aushalten oder ausdrücken?
- Welche Anforderungen vonseiten anderer Menschen führen bei mir zu Belastungen? Kann ich sagen, wenn ich mit etwas nicht einverstanden bin?
- Was erwarte ich in belastenden Situationen von mir? Was erwarte ich von anderen Menschen? Wie gehe ich mit widersprüchlichen Erwartungen um?
- Wie viel Harmonie und Disharmonie kann ich in einer Beziehung aushalten? Kenne ich bei mir nichtharmonische Empfindungen? Kann ich sie ausdrücken? Mache ich mich von Harmonie so abhängig, dass ich ihr all meine Bedürfnisse unterordne?
- Halte ich mich in Beziehungen zu anderen Menschen zurück? Inwieweit tue ich mir dadurch Gutes? Gestatte ich so anderen, für mich zu entscheiden?
- In welchem Ausmaß sorge ich für Situationen, die Zufriedenheit, Glück und Gesundheit fördern wie etwa gesunde Ernährung, Bewegung, Tanzen, Singen, erfüllende Interessen und Beziehungen?
- Kann ich Verantwortung für mich und meine Situation übernehmen? In welchen Situationen will ich sie übernehmen, in welchen nicht? Wo will ich mehr Mitsprache fordern?
- Kann ich mir zugestehen, nicht alles allein zu schaffen? Kann ich zu meiner Schwäche stehen? Kann ich um Hilfe bitten?
- Kann ich die Vergangenheit ruhen lassen und mir und anderen Menschen verzeihen? Wer kann mir helfen, diesen Schritt zu tun? Wie kann ich lernen, in der Gegenwart zu leben?
- Machen mir Veränderungen Angst? Kann ich mir in diesem Lernprozess Fehler zugestehen?
- Bei allen Verhaltensweisen, Einstellungen und Gefühlen geht es zunächst darum, sich die Spannungsfelder bewusst zu machen und dann um die Fähigkeit sowie die Bereitschaft, Widersprüchlichkeit zu akzeptieren und auszuhalten. Wenn sich der Einzelne in seinem Lernprozess dann noch zugestehen kann, auch Fehler zu machen, kann er die ihm eigene Balance zwischen den Extremen finden.

Die Ursachen der CED

Hermann Federschmidt

Eine spezifische Ursache für das Entstehen einer CED ist bis heute nicht bekannt. Vermutlich müssen verschiedene Faktoren zusammentreffen. Auch seelische Zustände, wie Stress, können über das zentrale Nervensystem auf den Darm wirken. Wie komplex das Organ Darm ist und welche Aufgaben es auch bei der Immunabwehr hat, zeigt dieses Kapitel.

Der Darm ist einfach nur ein Ausscheidungsorgan? Nein! Der Darm transportiert und verwertet zum einen Nahrung und Getränke. Dafür besitzt er eine feine, komplexe Motorik (Bewegungsabläufe). Zum anderen überprüft er alle Stoffe, die in den Körper gelangen: Sind sie nützlich (Nahrungsstoffe) oder gefährlich (Gifte, Bakterien)? Sind die aufgenommenen Stoffe schädlich für den Körper, macht der Darm sie unschädlich. Dazu besitzt er ein äußerst kompliziertes Immunsystem mit einem komplexen, fein aufeinander abgestimmten Wechselspiel zwischen entzündungsfördernden (z. B. zur Bakterienvernichtung) und entzündungshemmenden (Schutz der eigenen Darmwand) Vorgängen.

Der Darm kann als das größte Organ des Immunsystems angesehen werden. Denn hier findet die intensivste Auseinandersetzung mit körpergefährdenden Mikroben (z. B. Bakterien, Viren) statt. Das Immunsystem stellt sich täglich neu auf die Anforderungen des Organismus und der Umwelt ein. Der Prozess ist dynamisch: Parallel zu unserer körperlichen und seelischen Entwicklung entwickelt sich auch dieses Immunsystem und macht deshalb auch Fehlentwicklungen mit (Regulationsstörungen).

Der Darm ist ein Teil des Immunsystems

Bei den chronisch entzündlichen Darmerkrankungen (CED) wurden eine Vielzahl von Störungen in der immunologischen Regulation gefunden. Dadurch verläuft die Immunantwort unkontrolliert überschießend oder fehlgesteuert – ähnlich wie bei Allergien. Das geht mit der Zerstörung körpereigenen Gewebes im Magen-Darm-Trakt einher. Die Immunreaktion wird hier nicht durch eine bestimmte Infektion mit einem krankmachenden Magen-Darm-Keim ausgelöst, wie es bei

WISSEN

Reizdarmsyndrom durch Entzündung

Nervenrezeptoren in der Darmwand, die normalerweise selbst auf stärkste Dehnungsreize nicht reagieren, können durch Entzündung sensibilisiert werden und dann sogar auf normale Dehnung im Magen-Darm-Trakt reagieren. Dieses Phänomen zeigt sich nicht nur bei dem postinfektiösen Reizdarmsyndrom, sondern diese Sensibilisierung soll auch bei der CED eine Rolle spielen. Das Reizdarmsyndrom ist ein relativ unscharf definiertes Krankheitsbild des Magen-Darm-Trakts und zeigt sich durch diffuse Bauchbeschwerden wie Bauchschmerzen, Völlegefühl und Blähungen.

einer »typischen« Gastroenteritis der Fall wäre. Deshalb zählen Colitis ulcerosa und Morbus Crohn zu den sogenannten Autoimmunerkrankungen, bei denen der Körper – ohne ersichtlichen Grund – seine Abwehrmechanismen gegen sich selbst richtet. Vor allem die von den aktivierten Immunzellen ausgeschütteten Entzündungsmediatoren schädigen die Darmwand: Mediatoren sind Botenstoffe, die kaskadenartig einen Entzündungsprozess in Gang setzen. Dies erklärt auch die gute Wirkung der Immunsuppressiva bei CED (Medikamente, die die Immunreaktion unterdrücken). Durch die Entzündung ist die Darmwand oft so stark geschädigt, dass sie keine gute Barrierefunktion mehr hat. Sie ist in gewisser Weise undicht. Insbesondere beim Morbus Crohn spielt eine gestörte Barrierefunktion eine wichtige Rolle. Die Entzündung führt darüber hinaus bei beiden Erkrankungen zu einem Reizdarmsyndrom.

Wenn wir nach Ursachen der Fehlsteuerung des Immunsystems suchen, dürfen wir es nicht isoliert betrachten, sondern stets in seinen Wechselwirkungen mit dem Nerven- und Hormonsystem: In den vergangenen 20 Jahren wurde deutlich, wie eng Nerven-, Immun- und Hormonsystem miteinander verzahnt sind und wir sie nur in ihrer Wechselwirkung verstehen können. Da zum Nervensystem auch das psychische Erleben gehört, entstand das Forschungsgebiet der Psychoneuroimmunologie.

Psychoneuroimmunologie

Genau genommen müsste dieses Forschungsgebiet »Psychoneuroendokrinoimmunologie« heißen. Die Regulationsvorgänge sowohl des Nerven-, Immun- wie auch des Hormonsystems können nicht mehr für sich isoliert verstanden werden, sondern nur als zusammenhängendes System. Alle drei Bereiche beeinflussen sich wechselseitig: So tragen Immunzellen sowohl Rezeptoren für Neuropeptide (Botenstoffe des Nervensystems) als auch für Hormone und umgekehrt Nervenzellen Rezeptoren für

Zytokine (Botenstoffe des Immunsystems) und Hormone. Alle immunologischen Organe werden durch Fasern des Nervensystems versorgt. Andererseits haben Botenstoffe des Immunsystems ebenso wie Hormone Einfluss auf das Zentralnervensystem und somit auf das psychische Befinden. In der Darmwand liegen Nervenenden oft ganz dicht bei Zellen des Immunsystems. Neben der Verzahnung von Nerven-, Immun- und Hormonsystem ist

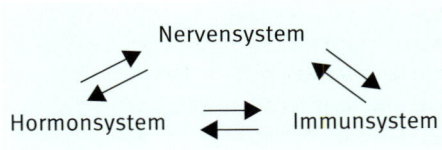

der Einfluss durch die Umwelt (z. B. Ernährung, Umweltgifte, Infektionen, psychosoziale Belastungen) sowie durch genetische Veranlagung zu berücksichtigen.

Was sind mögliche Einflussfaktoren?

Wegen dieses komplexen Wechselspiels ist es verstehbar, dass bisher keine »spezifische Ursache« für die CED gefunden werden konnte. Dennoch geht die Ursachenforschung weiter. Ihre Ergebnisse beschreiben einige Einflussfaktoren für Krankheitsentstehung und -verlauf. Dabei ist der wissenschaftliche Nachweis für die ursächliche Bedeutung des einzelnen Einflussfaktors sehr schwierig, da bei jedem

WISSEN

Evidenzbasierte Medizin

Der klassische wissenschaftliche Nachweis ist erbracht, wenn verschiedene, voneinander unabhängige Untersuchungen unter den gleichen oder sehr vergleichbaren Bedingungen mehrfach und wiederholt das gleiche Ergebnis erzielen. In der Wissenschaft heißen diese Untersuchungen Studien.

Betroffenen unterschiedliche Ursachen als Auslöser der Erkrankung mitgewirkt haben und/oder bei der Aufrechterhaltung mitwirken. Darüber hinaus setzt sich der Organismus aus verschiedenen, sich eigenständig regelnden Funktionseinheiten zusammen (wie z. B. das Nervensystem im Darm, enterisches Nervensystem genannt). Durch diese zu einem guten Teil sich selbst organisierenden und so stabilisierenden Einheiten kommen sowohl positive als auch negative Einflüsse oft erst mit großer zeitlicher Verzögerung zum Tragen, was den Nachweis noch zusätzlich erschwert: Einfache lineare Zusammenhänge wird es nicht geben. Auch das Gewicht der einzelnen Einflussfaktoren kann bei jedem verschieden sein. Der betroffene Mensch muss daher zusammen mit seinem behandelnden Arzt prüfen, ob und in welchem Umfang mögliche Ursachen bei ihm zutreffen.

Auch wenn dieses Kapitel ausführlich auf den Einfluss von psychosozialem Stress eingeht: An dem großen Gewicht somatischer (körperlicher) Anteile bei der Krankheitsentstehung besteht kein Zweifel. Nur ein bio-psycho-soziales Krankheitsverständnis, das somatische wie psychosoziale Einflüsse berücksichtigt, wird der Komplexität des menschlichen Wesens ausreichend gerecht.

Veranlagung und Vererbung

Eine genetische Veranlagung für die Entwicklung einer CED gilt heute als unumstritten. In den vergangenen zehn Jahren wurden spezifische Genveränderungen gefunden, die mit einem erhöhten Erkrankungsrisiko für eine CED in Verbindung stehen. Dabei ist aber bei den Erkrankten nicht immer der gleiche Gen-Ort betroffen. Veränderungen an unterschiedlichen Gen-Orten wurden gefunden. Bei Morbus Crohn sind mittlerweile über 32 solcher Orte identifiziert und meist liegen bei Erkrank-

ten auch Veränderungen an mehreren Gen-Orten vor. Alle diese Gen-Abschnitte sind für die Immunregulation bzw. Barrierefunktion der Darmschleimhaut und somit für die Abwehr von Krankheitserregern zuständig. Einige Gen-Veränderungen bestimmen mit, welcher Darmabschnitt bei Morbus Crohn betroffen ist: So ist z. B. ein Gen-Abschnitt auf Chromosom 8 für die Produktion eines Abwehrstoffes speziell im Dickdarm zuständig. Dieser Abschnitt ist bei Morbus-Crohn-Betroffenen verkürzt, wodurch der Abwehrstoff in geringerer Menge gebildet wird.

Die erbliche Veranlagung alleine führt zumeist nicht zum Ausbruch der Erkrankung. Der Einfluss der Gene auf den Ausbruch der Erkrankung wird selbst beim Morbus Crohn auf unter zehn Prozent geschätzt. Wechselwirkungen mit weiteren Umwelteinflüssen sind erforderlich, weswegen wir nicht von einer Erbkrankheit im engeren Sinne sprechen können.

WISSEN

CED-Erkrankungen in Familien

Werden die Familien von CED-Betroffenen untersucht, zeigt sich, dass fünf bis zehn Prozent der Betroffenen unter den Verwandten ersten Grades (d. h. Eltern, Kinder oder Geschwister) ein Familienmitglied haben, das ebenfalls an einer CED leidet. Hier finden sich in 20 Prozent dieser Familien sowohl ein Morbus Crohn als auch eine Colitis ulcerosa. Es besteht also offenbar eine enge Beziehung zwischen beiden Erkrankungen,

die über erbliche Faktoren oder ähnliche Umwelteinflüsse hervorgerufen werden. Die genetische Veranlagung ist bei Morbus Crohn jedoch deutlich stärker ausgeprägt als bei Colitis Ulcerosa: So zeigt die Untersuchung bei eineiigen Zwillingen (identisches Erbgut), dass bei einem Morbus Crohn in 55 Prozent, bei einer Colitis ulcerosa nur in 20 Prozent der Fälle beide Zwillingsgeschwister erkrankt sind.

Bei schon im Kindesalter beginnenden schweren Verläufen der CED zeigten sich jedoch bei fast 50 Prozent der Betroffenen Veränderungen an zwei Gen-Orten (Gene L10RA und IL10RB). Bei einem Betroffenen hat die Ausschaltung des Gen-Defekts durch Stammzelltransplantation zu einer Heilung geführt.

Umwelteinflüsse auf die Gen-Aktivität: Epigenetik

Durch das neue Forschungsgebiet der Epigenetik wissen wir, dass durch Umwelteinflüsse Gene längerfristig »an- und abgeschaltet« werden können. Das »Abschalten« geschieht unter anderem durch chemische Veränderungen (Methylinisierung) der DNA-Basen (Bausteine des Erbguts), sodass Gen-Orte »versiegelt«, nicht mehr bzw. nur erschwert ablesbar sind. Die so reduzierte Genaktivität kann sogar von einer Generation auf die nächste weitervererbt werden.

Beispiel: Untersuchungen zeigten, dass bei fehlender mütterlicher Zuwendung für das Neugeborene in dessen Hippocampus (wichtiges Hirnareal) das Gen zur Bildung des Glukokortikoid-Rezeptors durch Methylinisierung dauerhaft unterdrückt wird. Dadurch wird die Gegenregulation auf das Stresshormon Cortisol – die »Stressbremse« – außer Kraft gesetzt (Normalerweise wird durch Aktivierung dieser Rezeptoren die weitere Cortisol-Ausschüttung unterbunden). Einiges weist darauf hin, dass sogar Stress der Mutter während der Schwangerschaft schon zu einer Methylinisierung dieses Gens beim Fötus führt und dass diese Methylinisie-

rung sogar auf die nächste Generation weitervererbt wird. Die Bedeutung dieser Befunde für die chronisch entzündlichen Darmerkrankungen erläutert Seite 52, die Gehirn-Darm-Achse.

Zu viel Hygiene in der Kindheit

In Ländern mit hohem Lebensstandard kommt CED deutlich häufiger vor als in den Entwicklungsländern. Eine weitere Beobachtung ist: Parallel zur Verbesserung des Lebensstandards in Asien zeigt sich auch dort ein deutlicher Anstieg von CED (besonders von Morbus Crohn). In Verbindung mit weiteren Erkenntnissen (z.B. CED sind unter der Stadtbevölkerung häufiger als unter der Landbevölkerung; CED-Betroffene gehören bei Geburt zu einer höheren sozialen Schicht und haben ein deutlich höheres Bildungsniveau als die Durchschnittsbevölkerung) entstand die Hygienehypothese. Demnach ist der Mangel mikrobieller Auseinandersetzung (Kontakt des Immunsystems mit Keimen) in der frühen Kindheit dafür verantwortlich, dass das Immunsystem des Darms sich durch fehlende Anforderungen nicht ausreichend entwickelt hat. Dadurch ist es, so die Überlegung, bei späteren Herausforderungen überfordert: Einerseits reagiert es uneffektiv und mit einer verlängerten Reaktionszeit, andererseits »verkennt« es die natürliche Darmflora als eine zu bekämpfende Gefahr. Dies passt auch zu den Befunden, dass Menschen, die in den ersten fünf Lebensjahren eine Hauskatze hatten und in einer Großfamilie aufwuchsen, seltener an Morbus Crohn erkranken.

Einige Forscher sehen in den Emulgatoren (Hilfsstoffe, die eigentlich nicht mischbare Substanzen verbinden, z. B. Wasser und Öl) von Reinigungsmitteln eine Ursache in der gestörten Barrierefunktion der Schleimhaut von Morbus-Crohn-Betroffenen. Fraglich ist aber, ob neben der möglicherweise übersteigerten Hygiene in den »Wohlstandsländern« auch andere Umweltveränderungen wie z. B. erhöhter Stress und damit einhergehende veränderte Essgewohnheiten (Fast-Food) und vielleicht auch Zerfall der Großfamilie (Migranten haben ein erhöhtes Colitis-Risiko) damit in Zusammenhang stehen.

Viren und Bakterien

In einer anderen Untersuchung zeigte sich bei Kindern mit Morbus Crohn im Vergleich zu Gesunden eine erhöhte Anzahl diagnostizierter Infekte zwischen dem fünften und zehnten Lebensjahr. Besonders eine Masernerkrankung wird als möglicher Mitfaktor bei CED diskutiert. Auf den ersten Blick widersprechen diese Befunde der »Hygienehypothese«. Bei genauerer Betrachtung passen sie aber sehr gut zu ihr: Durch das Fehlen der Auseinandersetzung mit Bakterien/Viren in den ersten Lebensjahren ist die Abwehrfähigkeit des Immunsystems in späteren Jahren nicht ausreichend ausgebildet und es kommt gehäuft zu Infekten.

Seit einiger Zeit ist der Keim Mycobacterium avum paratuber (MAP) für die Entstehung von Morbus Crohn im Fokus der Forschung. Dieses Bakterium erzeugt bei Wiederkäuern wie Kühen und Ziegen eine dem Morbus Crohn ähnliche Darmveränderung. MAP ist sehr hitzeresistent und verliert durch Pasteurisierung der Milch nicht seine Infektionsfähigkeit; sogar in Käse wurde es nachgewiesen. Festgestellt haben die Experten weiterhin: Je höher die Anzahl der infizierten Tiere in einer Region ist, desto häufiger tritt dort Morbus Crohn auf. Eine Darminfektion über den Verzehr von Milchprodukten würde auch erklären, warum in Ländern mit hohem Milchkonsum wie Nordeuropa eine größere Erkrankungsrate von Morbus Crohn vorliegt.

Wie ist aber die gute Wirksamkeit von Immunsuppressiva bei Morbus Crohn vereinbar mit der Vorstellung, eine Infektion sei Ursache dieser Erkrankung? Durch diese Medikamente wird doch das Immunsystem unterdrückt anstatt unterstützt. Aber: Jetzt haben Untersuchungen gezeigt, dass die Immunsuppressiva auch eine antibiotische Wirkung gegenüber MAP besitzen. Für eine MAP-Infektion als mögliche Ursache der Morbus-Crohn-Erkrankung spricht auch, dass bei Morbus-Crohn-Betroffenen MAP-Antikörper im Blut siebenmal häufiger nachzuweisen sind als bei Gesunden. Da die Infektion mit MAP aber nicht ausreicht, um einen Morbus Crohn zu entwickeln, kann die Erkrankung wiederum nicht als Infektionserkrankung gelten.

Aber auch normalerweise harmlose Bakterien, die stets im Darm vorkommen, können den Entzündungsprozess bei der CED fördern. Dies tritt ein, wenn die

Darmwand mit ihrer Schleimhautbarriere geschädigt ist. Vor diesem Hintergrund machen vorübergehend angelegte Stomas Sinn, die der Darmentlastung dienen: Der Stuhl wird umgeleitet und der Kot mit den Keimen steht nicht mehr ständig mit der Darmwand in Kontakt. Sie kann heilen.

Stillen

Es scheint einen Zusammenhang zwischen kurzer bzw. fehlender Stillzeit (Muttermilch) und der Morbus-Crohn-Erkrankung zu geben. Hat die Mutter ein Kind gar nicht gestillt, soll es ein dreifach erhöhtes Erkrankungsrisiko haben. Die Erklärung dafür ist – wie ja auch für die Entwicklung von Allergien bekannt –, dass die in der Muttermilch enthaltenen Substanzen für die Entwicklung der Immunabwehr wichtig sind. Darüber hinaus hilft die Muttermilch beim Aufbau einer normalen Darmflora. Aber auch die oben beschriebene Infektionstheorie durch MAP wäre mit der Bedeutung der Muttermilch vereinbar, da das Kind durch das Stillen weniger Kuhmilch erhält. Sicherlich hat Stillen darüber hinaus auch einen psychisch positiven Einfluss auf das Neugeborene.

Ernährung

Bei Erkrankungen des Darms liegt es nahe, Ernährungseinflüssen bei der Entstehung und Aufrechterhaltung des Leidens nachzugehen. Eine kürzlich veröffentlichte große Untersuchung fragte nach Essgewohnheiten vor Erkrankungsbeginn. Das Ergebnis: Es zeigte sich – wie in vielen früheren Studien auch – ein Zusammenhang zwischen dem Konsum von Zucker/Süßwaren und einer Morbus-Crohn-Erkrankung und (etwas weniger ausgeprägt) auch einer Colitis-ulcerosa-Erkrankung. Die Studie bestätigte auch den Zusammenhang zwischen Morbus-Crohn-Erkrankung und einer überdurchschnittlich fettreichen Ernährung. Sie zeigte zudem, dass Vitamin C bei Colitis ulcerosa eine Schutzfunktion hat. Der Verzehr von Früchten, eine ausreichend hohe Trinkmenge, Ballaststoffe und Magnesium wird generell für beide Erkrankungen empfohlen. Ungünstig scheint ein übermäßiger Konsum von Zucker zu sein (gekoppelt mit geringem Verzehr von Obst und Gemüse). Der immer wieder beschriebene hohe Zucker- und Fettkonsum könnte aber auch ein Hinweis auf ungünstige Lebensbedingungen sein, wie etwa Stress und hiermit verbunden die Fast-Food-Ernährung. Viele Patienten geben Heißhunger auf Süßigkeiten an, die sie anstelle regelmäßiger Mahlzeiten verzehren; Süßigkeiten (Schokolade) werden landläufig auch als »Nervennahrung« angesehen.

Ein anderer krankheitsfördernder Einfluss könnte in den Ernährungszusatzstoffen liegen. Zumindest erklären einige Wissenschaftler damit den deutlichen Anstieg der CED-Erkrankungen in Industrieländern. Ferner haben CED-Betroffene deutlich häufiger Nahrungsmittelunverträglichkeiten (70 Prozent gegenüber 20 Prozent bei Gesunden). Für einige Erkrankte scheint dies bedeutsam zu sein. Jedoch lassen sich keine generellen Empfehlungen für alle Betroffenen formulieren. Vielmehr muss der einzelne Betroffene für sich herausfinden, welche Unverträglichkeiten bei ihm vorliegen könnten, um sie dann in seinem weiteren Leben zu berücksichtigen. Diese individuelle Berücksichtigung der Ernährung lohnt sich. Studien zeigen: Wenn der Betroffene Nahrungsmittel weglässt, die er für sich als unverträglich einstuft, führt dies zu einer deutlichen Verbesserung des Krankheitszustandes.

Rauchen

Das Risiko an Morbus Crohn zu erkranken, ist für einen Raucher mindestens doppelt so hoch wie für einen Nichtraucher. Für Frauen soll dieses erhöhte Risiko noch zusätzlich dreimal höher sein als für Männer. Auch haben Raucher einen eindeutig schlechteren Krankheitsverlauf. Insbesondere nach Operationen kommt es zu Komplikationen. Verschiedene Untersuchungen belegen klar, dass sich durch Beendigung des Rauchens der Krankheitsverlauf bei Morbus Crohn deutlich verbessert. Der Einfluss des Rauchens wird durch eine verschlechterte Durchblutung aufgrund der Gefäßverengung bzw. durch eine Wirkung auf das Immunsystem erklärt.

Raucher erkranken jedoch seltener an einer Colitis ulcerosa und auch für den Krankheitsverlauf der Colitis ulcerosa zeigt sich durch das Rauchen eine entzündungshemmende Wirkung. Eine schlüssige Erklärung für die unterschiedliche Wirkung des Rauchens auf die beiden Darmerkrankungen steht noch aus. Möglicherweise ist der unterschiedliche Entzündungsort hierfür verantwortlich. Eine Studie ergab, dass durch das Rauchen bei Morbus Crohn die Komplikationen vor allem im Ileumbereich zunehmen, wohingegen Entzündungen im Dickdarm eher seltener wurden. So hat Rauchen vor allem eine negative Wirkung auf den Dünndarm, was bei der Colitis ulcerosa ohne Auswirkung bleibt. Der positive Effekt für den Dickdarm durch das Rauchen ist aber nicht so ausgeprägt, dass die übrigen negativen Folgen des Rauchens ausgeglichen werden, weshalb das Rauchen nicht als sinnvolle Therapie bei Colitis angesehen werden kann. Nikotinpflaster zeigen keinen positiven Effekt.

Orale Kontrazeptiva

Die Einnahme von Ovulationshemmern (Pille) scheint das Erkrankungsrisiko und die Rezidivhäufigkeit etwas zu erhöhen. Dabei soll dieser Zusammenhang für Morbus-Crohn-Betroffene bedeutender sein als für Colitis-ulcerosa-Betroffene.

Psychischer Stress: Die »Gehirn-Darm-Achse«

Das Gehirn (zentrales Nervensystem, ZNS) und das Nervensystem des Magen-Darm-Trakts – auch enterisches Nervensystem (ENS) genannt – stehen in enger Wechselwirkung. Das ENS besitzt fünfmal mehr

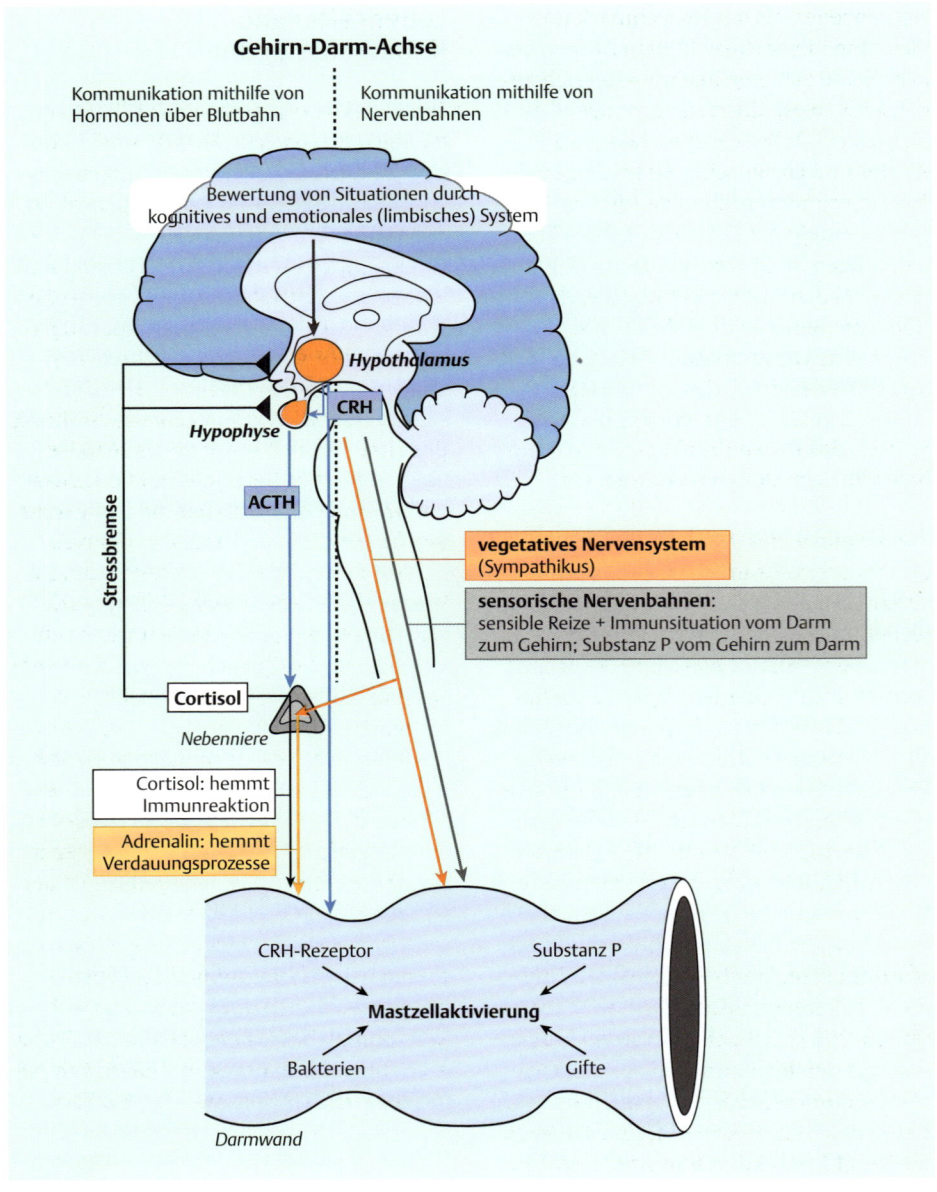

▲ Gehirn-Darm-Stress-Achse.

Nervenzellen als das Rückenmark und gleicht in vieler Hinsicht dem Aufbau des ZNS. Beide Systeme beeinflussen sich gegenseitig, weshalb auch von einer »Gehirn-Darm-Achse« gesprochen wird. Akuter und chronischer Stress zeigt bei Tierexperimenten einen deutlichen Zusammenhang zur Entwicklung von Entzündungen im Magen und Darm. Auch wenn bei den Untersuchungen am Menschen die Befunde uneinheitlich sind, zeigte eine Langzeitstudie bei Colitis-ulcerosa-Betroffenen, dass chronisch bestehender Stress – aber nicht kurzfristiger Stress – das Risiko für einen Schub innerhalb von acht Monaten verdreifacht.

Auch wenn vieles dafür spricht, dass chronischer Stress Krankheitsschübe auslösen, verlängern oder verschlimmern kann, ist weder Morbus Crohn noch Colitis ulcerosa eine primär psychische Erkrankung. Um die Krankheit eines Tages zu verstehen, sind biologische, psychologische und soziale Wechselwirkungen zu bedenken. Manch ein Betroffener begibt sich in Psychotherapie, wodurch zumindest der Umgang mit der Erkrankung und so die Lebensqualität verbessert werden kann. Neue Forschungsergebnisse zeigen aber darüber hinaus, dass Psychotherapie bei Morbus Crohn langfristig auch die Zahl der Krankenhausaufenthalte senkt (Deter u. a. 2007). Bei Colitis ulcerosa konnte eine speziell für Darm-Patienten entwickelte Hypnosebehandlung nicht nur die Lebensqualität verbessern, sondern auch die Krankheitsaktivität mindern, so dass die Teilnehmer weniger Medikamente einnehmen mussten (Moser 2011).

Lebensalter und Krankheitsbeginn

Der Krankheitsbeginn der CED liegt am häufigsten zwischen dem 20. und 30. Lebensjahr. Diese Darmerkrankungen entstehen also gehäuft in einer Lebensphase, in der in unserer Gesellschaft der Einzelne beruflich und sozial Fuß fasst und sich eine neue Identität aufbaut. Es ist die Zeit der Loslösung von den Eltern mit Aufgabe der Rolle als »abhängiges Kind« und Entwicklung einer eigenständigen und selbstverantwortlichen Lebensgestaltung. Das Hineinfinden in ein neues soziales wie berufliches Netz geht mit Leistungsanforderung und Übernahme von Verantwortung einher. In dieser Zeit der Neudefinition steht der Betreffende stark im Spannungsfeld zwischen Abhängigkeit und Unabhängigkeit. Ein weiterer häufiger Krankheitsbeginn liegt zwischen dem 60. und 70. Lebensjahr. Dies könnte in Zusammenhang mit der Neuorientierung nach Berufsende stehen. Auch in diesem Lebensabschnitt ist eine neue Selbstdefinition erforderlich, Menschen müssen ein Selbstwertgefühl unabhängig von beruflicher Position entwickeln. Jedoch ist der Krankheitsverlauf bei diesem späten Beginn in der Regel weniger schwer. Neben diesen beiden »traditionellen« Lebensphasen wird in den vergangenen zwei Jahrzehnten besonders bei Morbus Crohn eine steigende Erkrankungshäufigkeit bei Kindern und Jugendlichen beobachtet.

Anatomie und Physiologie der »Gehirn-Darm-Achse«

Kommunikation über Hormone

Bei Stress wird über die Hypothalamus-Hypophysen-Nebennierenrinden-Achse (HHNA) das Hormon Cortisol in der Nebennierenrinde freigesetzt. Dieses »Stresshormon« gelangt jetzt über den Blutweg zu allen Organen des Körpers, auch zum Darm. Cortisol unterdrückt u. a. Entzündungsreaktionen. Wird die HHNA-Achse durch anhaltenden Stress überfordert, kann dieses System zusammenbrechen. Folge: Der Cortisol-Spiegel sinkt, chronische Entzündungen können sich leichter entwickeln.

Untersuchungen weisen darauf hin, dass diese Erschöpfung des Stress-Systems im Erwachsenenalter auf hohen Stress im frühen Kindesalter zurückzuführen ist – möglicherweise schon im embryonalen Leben durch Stress-Hormone der Mutter. Eine weitere Schädigung der Stressregulation durch früh-

kindliches Stresserleben wurde unter dem Abschnitt Epigenetik dargestellt. Bei Mäusen konnte experimentell der Zusammenhang zwischen frühem Lebensstress und einer Empfindlichkeit gegenüber späterem chronischem Stress sowie Darmentzündungen nachgewiesen werden. Auch zeigte sich, dass bei ihnen die »Stressbremse« (s. Epigenetik, S. 46) außer Kraft war und hierdurch im Hypothalamus vermehrt das Corticotropin-releasing-Hormon (CRH) ausgeschüttet wurde (s. Grafik S. 50).

CRH – Was ist das?

Das im Gehirn gebildete CRH setzt nicht nur die Stressachse (HHNA) in Gang. Es ist für den Darmtrakt in besonderer Weise bedeutsam, da dieser selbst Rezeptoren für CRH hat. Lagert sich CRH an die dortigen Rezeptoren an, werden die Mastzellen in der Darmwand »erweckt«. Mastzellen haben eine Schlüsselrolle in der Immun-

abwehr vor Ort, machen z. B. eindringende Bakterien unschädlich. Daher hat psychosozialer Stress über die Aktivierung der CRH-Rezeptoren ähnliche Auswirkungen auf den Darm wie z. B. Gifte/Bakterien. Die Mastzellaktivierung führt einerseits zur Ausschüttung von Tumornekrosefaktor-Alpha (ein wichtiger entzündungsfördernder Botenstoff), andererseits wird der Transport von Flüssigkeiten und Salzen durch die Darmwand behindert. Beide Prozesse sehen Forscher in engem Zusammenhang mit der Auslösung und Chronifizierung einer CED. Darüber hinaus sollen die aktivierten Mastzellen den bindegewebigen Umbau (Fibrosierung) der Darmwand bei Morbus Crohn verursachen. In einer neueren Studie wurde gezeigt, dass CED-Betroffene im Vergleich zu Gesunden bei psychischem Stress eine stärkere Mastzellaktivierung haben.

Kommunikation über Nervenbahnen

Neben der Kommunikation mithilfe von Hormonen gelangt seelischer Stress auch direkt über Nervenbahnen vom Gehirn zum Magen-Darm-Trakt. Der Sympathikus (die Nervenbahnen, die bei Stress aktiviert werden, um den Körper in hohe Leistungsbereitschaft zu versetzen) versorgt z. B. die Darmwand mit Informationen. Zudem: Sensorische Nervenbahnen übermitteln sowohl Körperempfindungen als auch die Immunsituation vom Darm zum Gehirn. Das Besondere – die »Retourkutsche«: Sie geben auch Signale vom Gehirn an die Darmwand. Hierzu verwendet das Nervensystem Neuropeptide (Eiweiße). Besonders bedeutsam ist dabei die Substanz P. Auch sie aktiviert die Mastzellen. Zwei Drittel aller Mastzellen der Darmschleimhaut sind an solche Nervenfasern angelagert. Das durch diese Neuropeptide aktivierte Immunsystem wirkt wieder zurück auf das Gehirn, wodurch es zu einem krankmachenden, sich gegenseitig aufschaukelnden Wechselspiel kommen kann. Da das Gehirn diesen Prozess beeinflusst, ist auch der Einfluss der Psyche auf ihn naheliegend. Gezeigt hat sich auch, dass Hypnose u. a. die Freisetzung von Substanz P in der Darmschleimhaut von Colitis-Betroffenen sehr deutlich reduzieren kann.

Literaturangabe der Psychotherapiestudien (über Internet abrufbar):
Deter H.-C. et al. **Psychological treatment may reduce the need for healthcare in patients with Crohn's disease.** Inflammatory Bowel Disease 2007; Volume 13, Issue 6, 745–752.

Moser G. **Hypnose und verwandte Verfahren bei chronisch entzündlichen Darmerkrankungen (CED).** Wiener Medizinische Wochenschrift Skriptum 2011; 7/2011. www.springermedizin.at/artikel/22566-hypnose

Literaturangabe zur Bedeutung von Substanz P:
Federschmidt H. **Erhält die Theorie von Engel und Schmale (1969) durch die heutige Psychoimmunologieforschung eine neue Grundlage?** Zeitschrift für Psychodynamische Psychotherapie 2009; 99–106

WISSEN

Was ist eine Stressreaktion?

Eine Stressreaktion ist eine sehr schnelle Anpassungsmöglichkeit des Körpers, auf eine auftretende Gefahr zu reagieren. Das Ziel ist: Das eigene Überleben zu sichern. Der Körper stellt Energie bereit, um zu kämpfen oder zu fliehen. In dieser Situation, in der der Körper kurzfristig maximale Energie benötigt, unterdrückt er andere Energie verbrauchende Körperprozesse, die seiner Regeneration dienen. Dies betrifft auch die Verdauung und das Immunsystem. Daher führt anhaltender Stress zur Körperschädigung.

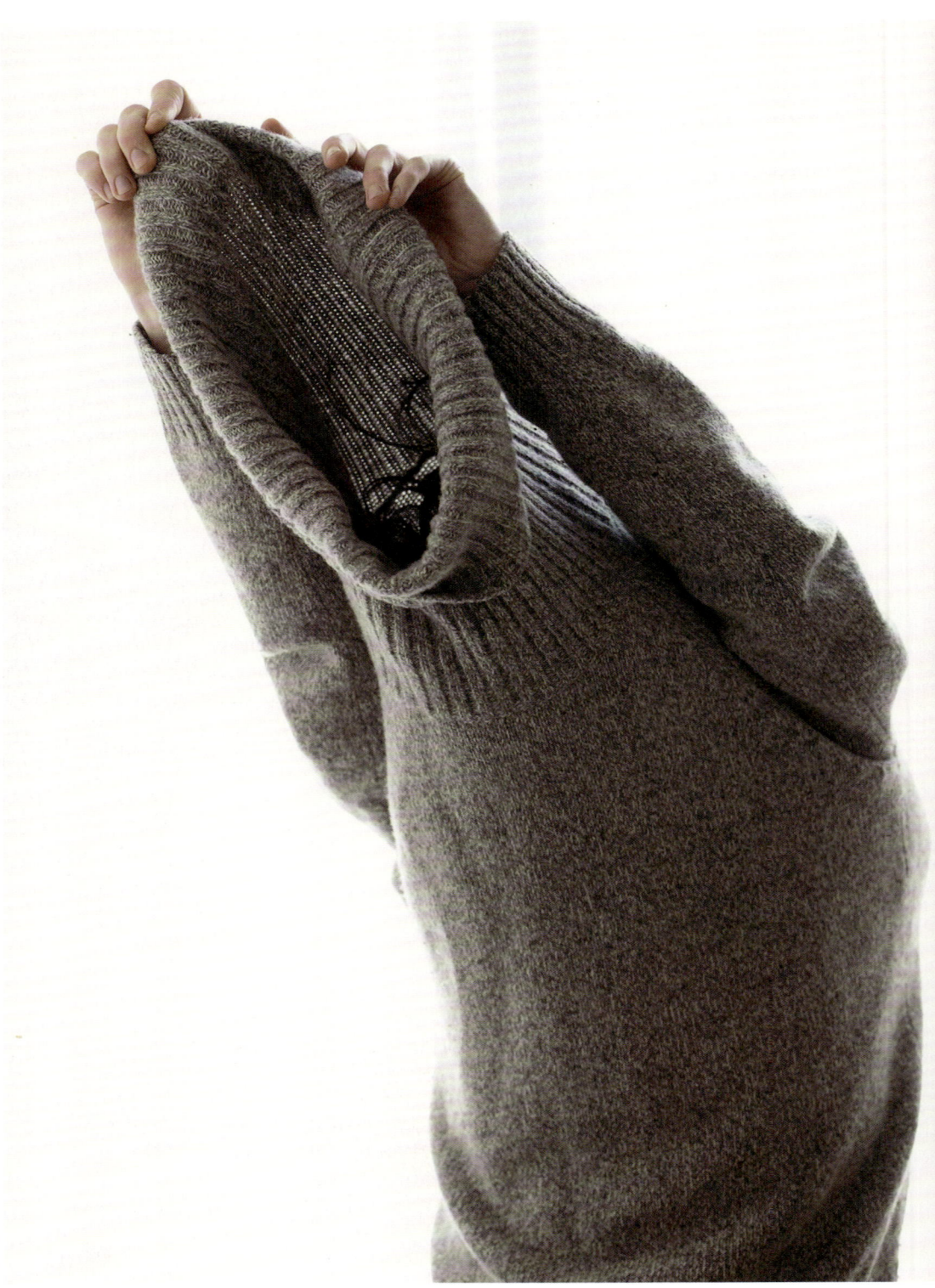

Diagnose und Behandlung der CED

CEDs sind recht selten. Meist kennen nur die Fachleute die besten Therapien. Deshalb ist das eigene Wissen um die Erkrankung besonders wichtig.

Krankheitserscheinungen bei CED

Andreas Raedler

Auch wenn CEDs recht selten sind, so existieren doch klare Anweisungen, wie sie diagnostiziert und behandelt werden sollten. Medizinische Fachgesellschaften übernehmen diese Aufgabe. Lesen Sie, wie heute das beste Vorgehen bei einer CED ist: Welche Untersuchungen sind nötig? Wie kontrolliert der Behandler den Verlauf?

Die Betroffenen leiden unter Durchfällen, Bauchschmerzen und Darmblutungen, wobei schmerzhafte Durchfälle und unblutige Stühle mehr für einen Morbus Crohn, schmerzarme blutige Diarrhöen mehr für eine Colitis ulcerosa sprechen. Die chronisch entzündliche Darmerkrankung wirkt tief in das Leben hinein. Sie hat Einfluss auf Familie, Elternschaft und Beruf. Leider werden diese Informationen häufig nicht ausreichend kommuniziert. Verunsicherung hat aber eine ungünstige Rückwirkung auf den Krankheitsverlauf. Es scheint deshalb wichtig, dass jeder Betroffene möglichst umfassend über seine Erkrankung aufgeklärt wird. Er sollte über ausreichend Informationen verfügen, um seinen Krankheitszustand selbst richtig einschätzen und wichtige Entscheidungen mittragen zu können. Das vermittelt ihm die Sicherheit zu wissen, woran er ist und was in welcher Situation getan werden kann. Manche Betroffene sind durch ihr Krankheitserleben so verängstigt und entmutigt, dass sie sich diesen Weg der eigenen Auseinandersetzung mit der Krankheit nicht zutrauen. Andere neigen hingegen dazu, ihre tiefe Beunruhigung durch optimistisch zur Schau getragene Unbekümmertheit zu überspielen. Beide verpassen wichtige Behandlungschancen.

Die Sicherung der Diagnose

Die Diagnostik chronisch entzündlicher Darmerkrankungen beginnt mit der Anamnese (Patientengeschichte) und körperlichen Untersuchung. Bei den meisten Patienten kann schnell die richtige Diagnose gestellt werden, besonders wenn die klassischen Symptome Durchfälle, Darmblutungen und Bauchschmerzen vorliegen. Bei Durchfällen, die über vier Wochen lang anhalten, ist eine Spiegelung des Darms notwendig. Mithilfe der Endoskopie und der entnommenen Gewebeproben lässt sich eine CED in den meisten Fällen beweisen oder ausschließen. Weitere bildgebende Verfahren, die die Diagnostik stützen, stellen Ultraschall sowie das Kernspin (magnetic resonance imaging) dar. Klassische bildgebende Verfahren wie die Computertomografie und das Dünndarmröntgen, z. B. nach Sellink, treten wegen der Strahlenbelastung immer weiter in den Hintergrund. Die Labordiagnostik hilft, die Schwere der Erkrankung zu ermitteln (u. a. anhand der Entzündungsparameter C-reaktives Protein im Blut, Bestimmung des Calprotectins im Stuhl). Auch Mängel der Nahrungsaufnahme bzw. des Stoffwechsels (Vitamine, Spurenelemente, Serumeiweiß) lassen sich durch Blutanalysen kontrollieren. Die diagnostischen Möglichkeiten im Erwachsenenalter gelten grundsätzlich auch für Betroffene im Kindesalter bzw. für Jugendliche, wobei nicht belastende Verfahren wie der Ultraschall im Kindes- und Jugendalter eine noch größere Rolle spielen.

Morbus Crohn und Colitis ulcerosa lassen sich in der Regel gut voneinander unterscheiden. Notwendig ist darüber hinaus eine Abgrenzung gegen andere Darmerkrankungen, die ähnliche Beschwerden und Symptome verursachen, wie etwa das Reizdarmsyndrom. Auch hierbei sind Endoskopie und Kernspintomografie (MRT) wichtige Hilfsmittel.

Endoskopische Verfahren

Endoskopie heißt: Einblick in Körperhöhlen mit Instrumenten. Man spricht

WISSEN
Aktiv bewältigen

Betroffen ist immer der ganze Mensch in seinem Umfeld. Erst das Bewusstsein dieser ganzheitlichen Sichtweise macht den Weg frei für den eigenen, aktiven Beitrag zur Krankheitsbewältigung, ohne den jede Besserung schwierig wird. Besorgen Sie sich Informationen über Ihre Erkrankung und legen Sie eine eigene Krankenakte mit allen Ergebnissen an – so können Sie Ängste in konkrete Fragen umwandeln. Suchen Sie sich Unterstützung (Selbsthilfegruppe, Psychotherapie).

auch von »Spiegelung«, weil die dunklen Körperhöhlen durch Einspiegeln von Licht ausgeleuchtet werden. Ein Endoskop ist etwa fingerdick. Die Gerätspitze ist in alle Richtungen beweglich, sodass der Untersucher den vielen Windungen des Dickdarms bis in den unteren Dünndarm folgen kann. Dadurch sind alle Darmabschnitte gut und genau einsehbar. Darüber hinaus kann der Untersucher schmerz- und gefahrlos Gewebsproben zur mikroskopischen Untersuchung entnehmen, was zur Sicherung der Diagnose beiträgt. Dadurch wird auch eine frühzeitige Erkennung beginnender bösartiger Gewebsveränderungen möglich, wenngleich diese sehr viel seltener auftreten als ursprünglich vermutet. Zur Vorbereitung muss der Darm gereinigt werden. Dafür stehen eine Reihe neuer Präparate zur Verfügung, die effektiv und wenig belastend sind.

Bildgebende Verfahren

Kernspinverfahren (MRT) haben die strahlenbelastende Röntgenuntersuchung des Dickdarms durch Kolon-Kontrasteinlauf, Computertomografie und Dünndarmröntgen in den meisten Fällen überflüssig gemacht. Das MRT ist ein bleibender Beleg, der bei Verlaufskontrollen erneut genutzt werden kann. Es ist den meisten bildgebenden Verfahren überlegen, kommt an die diagnostische Treffsicherheit der Endoskopie aber nicht heran und ermöglicht auch keine Entnahme von Gewebeproben. Andererseits können mithilfe des MRTs die Darmwände (nicht nur die Schleimhautoberfläche) sowie die Struktur benachbarter Organe einschließlich Fisteln, Abszessen und Stenosen analysiert werden.

Der Dünndarm lässt sich mit der Kapselendoskopie untersuchen. Der Patient schluckt eine Kamera, die nicht größer als eine medikamentöse Kapsel ist. Während der Passage durch den Darm filmt sie und macht so eine nahezu vollständige Analyse der Dünndarmschleimhaut möglich.

Einen bleibenden Wert in der akuten Situation haben Röntgenaufnahmen zur Erkennung bedrohlicher Komplikationen: Darmlähmung durch entzündliche Verschwellung der Darmpassage (toxisches Megakolon), Verengungen (Stenosen), vollständiger oder drohender Darmverschluss (Ileus oder Subileus) und Durchbruch der Darmwand in die Bauchhöhle (Perforation). Die Beschwerden lassen sich mit Medikamenten und operativen Maßnahmen lindern und Komplikationen werden weitgehend vermieden.

Den Verlauf der Krankheit beurteilen

Die Beurteilung des Schweregrades einer chronischen Erkrankung wird weltweit durch die Bestimmung des sogenannten Aktivitätsindexes nach Best (CDAI) vorgenommen. Vergleichbare Score-Systeme können auch zur Beurteilung einer Colitis ulcerosa dienen (z. B. Mayo-Score). Scores sind standardisierte Punktevergabe-Verfahren, die einen Verlauf oder Zustand möglichst objektiv beschreiben. Für die Erarbeitung eines individuellen Behandlungsplans sind solche Messverfahren aber ungeeignet: Vermehrte Durchfälle sind nicht immer Ausdruck eines frischen entzündlichen Krankheitsschubes, sie können auch als »Stressreaktion« Ausdruck einer momentanen Überforderung und anhaltender Angstreaktion oder das Resultat stattgehabter Entzündungsschübe durch Nahrungsmittelintoleranzen sowie bakterieller Fehlbesiedelungen sein.

Die medizinische Diagnostik muss alle Krankheitserscheinungen genau erfassen, die sich im Einzelfall in eine wirksame Behandlung umsetzen lassen. Nur daraus leiten sich individuelle Vorschläge und Diagnostiken ab, deren Basis sich auf offizielle Leitlinien und ärztliche Erfahrung und Intuition beziehen.

Bestimmung der Entzündungsaktivität

Aktive Entzündungsprozesse sind an einer Vermehrung und mangelnden Ausreifung der weißen Blutzellen (Leukozyten) zu erkennen. Mehr als 10.000 Zellen pro Kubikmillimeter sprechen für eine Entzündung (Leukozytose). Die Zellzahlen bleiben klein, wenn die Zellen an Orten stärkerer Entzündung abgesondert (z. B. abgekapselt) werden. Neben den Leukozytenzahlen ist auch die Erhöhung der Thrombozytenzahl (Gerinnungsplättchen) als Maß der Entzündung nützlich.

Die Bestimmung der »Blutsenkung« ist die gebräuchlichste Methode: Rasches Absinken der roten Blutkörperchen in einem Teströhrchen spricht für einen Entzündungsprozess. Die Blutsenkung gibt nicht genau den jetzigen Entzündungszustand an, sondern den Zustand, der zehn bis 14 Tage zuvor bestanden hat.

Am zuverlässigsten ist die Entzündungsaktivität an der Verteilung der Bluteiweiße abzulesen, die die Elektrophorese zeigt: Bei akuter Entzündung sinkt die Hauptzacke (Albumin) ab, die nächsten kleineren Zacken Alpha 1 und 2 (Akute-Phase-Proteine) steigen an. Bei chronischen Entzündungsprozessen kann auch die letzte Zacke, die Gamma-Zacke, ansteigen. Die Grenzwerte, die nicht über- oder unterschritten werden sollten, werden auf jedem Elektrophorese-Formular mit angegeben. Die Elektrophorese abzulesen ist auch für den Nichtfachmann relativ einfach. Um jedoch Fehldeutungen zu vermeiden, sollte die Auswertung auf jeden Fall immer zusammen mit dem Arzt erfolgen.

Als besonders effektiv hat sich die Bestimmung des CRPs (C-reaktives Protein) als Aktivitätsparameter des Immunsystems weltweit durchgesetzt, ergänzt durch das Calprotectin (im Stuhl) als Marker für die Entzündung im Darmtrakt. Das CRP kommt auch bei gesunden Menschen im Blut vor. Sein Grenzwert liegt bei 1 mg/dl.

Entzündung, Stenosen und Fisteln

Am zuverlässigsten zeigt die Endoskopie, wie weit sich die entzündlichen Veränderungen ausgebreitet haben: im oberen Verdauungstrakt durch eine Magenspiegelung (Ösophagogastroduodenoskopie), im unteren Verdauungstrakt durch eine Darmspiegelung (Ileokoloskopie). Einengungen des Darms und der Fistelgänge, die endoskopisch nicht einsehbar sind, lassen sich über eine feine Sonde durch das Endoskop mit Röntgenkontrastmittel sehr genau darstellen. Das ist wichtig für die Entscheidung, ob eine Operation nötig ist, eine endoskopische Aufdehnung empfohlen werden kann oder eine antientzündliche Behandlung ausreicht.

Beim Enteroklysma nach Sellink wird das Kontrastmittel über eine Nasensonde in den Dünndarm geleitet. Dadurch werden Stenosen und Darmwandveränderungen sichtbar, denn wegen seiner Länge ist der Dünndarm mit einem Endoskop nicht ganz einsehbar. Diese Methode kostet weniger Zeit und bringt auch weniger Strahlenbelastung mit sich als die herkömmliche Breischluckmethode. Allerdings erfordert die Untersuchung etwas Geduld: Wartezeit entsteht dadurch, dass sich das geschluckte Kontrastmittel ganz allmählich durch den Dünndarm bewegt. Alle Entzündungen, Vernarbungen, Stenosen und Fisteln werden in ein Magen-Darm-Schema eingetragen, das der Befundmitteilung und der Verlaufskontrolle dient.

Ob die Darmfunktion beeinträchtigt ist (z. B. Störungen bei der Aufnahme oder Verwertung bestimmter Stoffe), zeigen einfache und zuverlässige Tests: Der D-Xylose- und Milch- und Fruchtzuckerbelastungs-Test überprüft die Funktion des oberen Dünndarms. Der Betroffene trinkt eine definierte Menge der Substanzen, eine Blutabnahme zeigt anschließend, ob der Darm die Stoffe aufnehmen konnte. Der Schilling-Test prüft die Funktionstüchtigkeit des unteren Dünndarms. Dieser Test gibt Auskunft darüber, wie und ob Vitamin B_{12} verstoffwechselt werden kann. Vergleichbare Aussagen hat auch die Analyse des Gallensäurepools, denn die anfangs in den Dünndarm abgegebenen Gallensäuren werden im terminalen Ileum normalerweise bis zu 95 Prozent wieder vom Körper aufgenommen (rückresorbiert). Der Test gibt also Auskunft über die Funktion des unteren Dünndarms. Diese Untersuchungen sind wichtig, weil Funktionsausfälle ein Wiederaufflackern der Erkrankung (Rezidiv) vortäuschen können.

Welcher Mangel ist möglich?

Mangelerscheinungen sind bei chronisch entzündlichen Darmerkrankungen etwas »Natürliches«. Diese Mängel entstehen, wenn der Darm aufgrund der Erkrankung bestimmte Stoffe nicht mehr so verwerten oder aufnehmen kann, wie es normalerweise der Fall ist. Leider nehmen Betroffene und Ärzte dies zu häufig mit Gleichmut hin, wo Abhilfe einfach zu erreichen wäre! Im Vordergrund stehen Defizite im Eiweiß- und Energiehaushalt, beide sind durch eine ergänzende (zusätzliche) Ernährung oft gut in den Griff zu bekommen.

Eiweißmangelzustände

Ein Eiweißmangel wird durch die Bestimmung des Serum-Eiweiß, bzw. die Serum-Elektrophorese aufgedeckt, eine Blutprobe ist hier das Untersuchungsmaterial. Eiweißmangel ist bei akuten und chronischen Krankheitszuständen häufig, kann aber sehr unterschiedliche Ursachen haben:
- mangelhafte Zufuhr: einseitige Ernährung (Süßigkeiten!)
- Abneigung gegen Fleisch

Musterbeispiel für ein Tagebuch

	1	2	3	4	5	6	7	
Datum								
Zahl der flüssigen und weichen Stühle								$\times 2$
Leibschmerzen								$\times 5$
keine = 0								
geringe = 1								
mäßige = 2								
starke = 3								
Allgemeinbefinden im Allgemeinen								$\times 7$
gut = 0								
nicht ganz gut = 1								
schlecht = 2								
sehr schlecht = 3								
unerträglich = 4								
							Summe Teil 1:	

Wichtige Symptome bei Morbus Crohn: Ja = 1 Nein = 0

Krankheitszeichen	
Gelenkbeschwerden	$\times 20$
Lid- und Regenbogenhautentzündung	$\times 20$
Abszesse oder Hautdefekte im Bereich des Afters	$\times 20$
Andere mit dem Darm in Verbindung stehende Fisteln	$\times 20$
Offene Stellen an der Haut oder Mundschleimhaut	$\times 20$
Temperatur über 37,5 °C in der letzten Woche	$\times 20$
Symptomatische Durchfallbehandlung	$\times 30$
Tastbare Resistenz im Bauch nein = 0, fraglich = 2, sicher = 5	$\times 10$
Hämatokrit1 (Frauen: 42 minus Ht, Männer: 47 minus Ht)	$\times 6$
Körpergewicht: $1- \dfrac{\text{letztes Körpergewicht}}{\text{Standardgewicht (Geigy-tab}^2)}$	$\times 100$
	Summe Teil 2:

Gesamt = Summe Teil 1 _____ **+ Summe Teil 2** _____ : _____

Gesund = 0; Einigermaßen gesund = unter 150; Noch befriedigend = bis 200; Schlecht = über 200

- Fasten aus Angst vor Beschwerden
- mangelhafte Aufnahme (entzündliche Dünndarmveränderungen)
- extrem beschleunigte Dünndarmpassage
- mangelhafter Aufbau (Miterkrankung der Leber)
- vermehrter Abbau (Umschaltung auf den »Stress-Stoffwechsel« als »Katastrophen-Maßnahme«)
- vermehrter Eiweißverlust: im Entzündungsgebiet (Sekrete); in die Bauchhöhle (Aszites); durch die Nieren (Eiweiß im Urin); durch den Darm (Eiweiß im Stuhl)

Der Körper greift bei Eiweißmangel oft auf die körpereigenen Eiweißreserven zurück (z.B. die Muskulatur) und ist dadurch mitverantwortlich für den Gewichtsverlust. Dies gilt besonders dann, wenn Eiweiß auch noch zur Energieversorgung herangezogen wird. Denn aus Eiweiß lässt sich nicht gut Energie gewinnen: Es hat von allen drei Grundnahrungsmitteln den geringsten Brennwert: Eiweiß = 2,8 kcal, Zucker = 4,0 kcal, Fett = 9,0 kcal pro Gramm. Typisches Symptom eines fortgeschrittenen Eiweißmangels sind »dicke Füße«, also Wasseranlagerungen im Bereich der unteren Extremitäten.

Fettmangelzustände

Fettmangelzustände sind besonders häufig bei Morbus Crohn: Fett kann ohne Galle nicht vom Darm aufgenommen werden, denn sie bereitet die Fette für die Aufnahme vor. Die Galle aber geht bei Morbus Crohn zum größten Teil verloren. Denn nur die letzte Dünndarmschlinge kann unverbrauchte Galle aufnehmen und der Leber wieder zuführen. Ist die letzte Dünndarmschlinge entzündet oder durch eine Operation entfernt, wandert die Galle weiter in den Dickdarm. Dort erzeugt sie wie ein starkes Abführmittel Durchfälle. Der Gallenvorrat nimmt rasch ab und reicht für die Fettaufnahme nicht mehr aus. Dann können auch fettlösliche Vitamine nicht mehr aufgenommen werden. Gleiches gilt für die lebensnotwendigen »essenziellen Fettsäuren«. Der Körper kann diese Säuren nicht selbst herstellen, sondern muss sie mit der Nahrung aufnehmen.

Einen Fettmangel zeigt der Cholesterinwert an. Sinkt er unter einen Minimalwert von 120 mg/dl ab, kann eine verminderte Aufnahme von fettlöslichen Vitaminen und essenziellen Fettsäuren vorliegen. Diese Mängel sollten ausgeglichen werden, um mögliche Nebenerkrankungen zu vermeiden wie ein Energiedefizit, Störungen im Knochenstoffwechsel, Gerinnungsstörungen, Haut- und Schleimhautveränderungen sowie Störungen der Infektabwehr.

Eisenmangelzustände

Eisenmangel ist nicht nur durch Blutverluste, etwa bei Colitis ulcerosa, von Belang. Jede chronische Entzündung geht einher mit einer Verwertungsstörung der Eisenreserven. Ferritin ist ein Eiweiß, das Eisen an sich bindet und für den Körper verwertbar macht. Ist der Ferritin-Wert erniedrigt, kann es zu Problemen beim Transport kommen, der für die Wiederverwendung des Körpereisens und damit für die Blutbildung sorgt.

Wasser- und Elektrolytstörungen

Wasser- und Elektrolytstörungen (Natrium, Kalium, Chlor) können bei wässrigen Durchfällen, besonders beim Kurzdarmsyndrom (große Teile des Darms wurden operativ entfernt und der Darm kann nicht mehr gut funktionieren), zu vielfältigen Funktionsstörungen führen. Kalzium, Magnesium, Kupfer, Zink sollten mit einer Untersuchung des Blutes mindestens jährlich überprüft werden. Ich rate den Betroffenen, die Ergebnisse der Blutuntersuchungen in einer eigenen Akte zu sammeln.

Behandlungsmöglichkeiten

Solange die Ursachen für Morbus Crohn und Colitis ulcerosa nicht vollständig aufgeklärt sind, beschränkt sich die Behandlung der Betroffenen auf eine Kontrolle der Symptome. Dabei ist das Behandlungsziel zum einen, den akut entzündlichen Prozess einzudämmen und eine Beschwerdefreiheit zu stabilisieren (Remissionstherapie), zum anderen das Wiederauftreten von Symptomen zu verhindern (Rezidiv-Prophylaxe), wobei es nicht nur um den Entzündungsprozess selbst, sondern auch um einen Ausgleich von Mangelerscheinungen, die Beseitigung von Funktionseinschränkungen sowie Passage-Hindernissen, Fisteln und Abszessen geht.

Zur Wiedererlangung einer ausreichenden Lebensqualität bedarf es zudem häufig einer Psychotherapie, einer ernährungswissenschaftlichen therapeutischen Begleitung sowie, meist zur Beseitigung von Komplikationen, chirurgischer oder endoskopischer Eingriffe.

Medikamentöse Therapie bei CED

Eine wichtige Therapieoption bei Morbus Crohn und Colitis ulcerosa stellt die antientzündliche medikamentöse Behandlung dar. In der medikamentösen Therapie unterscheidet man zwischen einer Behandlung des akuten Schubs (Erstmanifestation oder Rezidiv) und einer Remissionsbehandlung zur Stabilisierung des Krankheitsbildes bzw. zur Verhütung eines Rezidivs. Die medikamentöse Therapie folgt traditionell einem Stufenschema. Allerdings gibt es zahlreiche Ausnahmen in der Reihenfolge der Stufen, vor allem auch durch neue Medikamente. Die Therapie wird sich meist nach den Leitlinien richten, das sind Empfehlungen z.B. medizinischer Fachgesellschaften auf der Grundlage von Untersuchungen.

Stufe 1
Die erste Stufe des leitliniengestützten Behandlungsschemas empfiehlt Kortison

in der akuten Therapie. Dabei wird ein Milligramm pro Kilogramm Körpergewicht Prednisolon verwendet. Gehen die Symptome ganz oder teilweise zurück, wird das Kortison ausgeschlichen – also die Dosis langsam reduziert. Dies soll die Symptome in Schach halten und der Nebennierenrinde die Zeit geben, die eigene Cortisolproduktion wieder anzukurbeln. Kortison ist aber nicht geeignet für die Remissionstherapie, also die beschwerdefreie Zeit. Nach dem Stufenschema ist sowohl für die akute Phase als auch die Remissionsphase bei Erkrankten mit Colitis ulcerosa Mesalazin (mindestens 1,5 Gramm) geeignet. Eine Remissionstherapie für Betroffene mit Morbus Crohn existiert auf dieser Stufe nicht. Das liegt an der mangelnden therapeutischen Wirksamkeit von Mesalazin und eben der Tatsache, dass Kortison sich nicht als Remissionstherapie eignet.

Stufe 2

Kommt es während oder gleich nach dem Ausschleichen des Kortisons zu einem Rezidiv (Wiederauftreten der Erkrankung), spricht man von einer Kortisonabhängigkeit; im Fall, dass sich keinerlei positive Effekte zeigen, von einer Kortisonresistenz. Dann kommen Immunsuppressiva (Azathioprin oder beim Morbus Crohn zusätzlich auch Methotrexat) zum Einsatz. Da der Wirkungseintritt für diese Immunsuppressiva acht bis zehn Wochen dauert, eignen sich diese Medikamente besonders für eine Remissionstherapie.

Stufe 3

Werden Immunsuppressiva wie Azathioprin nicht vertragen oder erweisen sie sich als nicht ausreichend wirksam, finden Medikamente der Stufe 3 Verwendung. Diese sogenannten Biologika sind Mittel der ersten Wahl bei Fisteln und anderen perianalen Schäden. Empfohlen sind hier die Biologika Infliximab (Remicade) für Morbus Crohn und Colitis ulcerosa sowie Adalimumab (Humira) beim Morbus Crohn. Biologika sind nicht nur zur Abheilung der Darmentzündung geeignet, sondern können bei vielen Betroffenen auch Fisteln verschließen.

Ein weiterer positiver Effekt: die krankheitsbedingte Müdigkeit verringert sich. Die Nebenwirkungen der Biologika sind überschaubar. Schwere Infektionen, z.B. eine Lungenentzündung, treten seltener auf als unter Kortison. Bösartige Erkrankungen wie z.B. Lymphdrüsenkrebs treten im Gegensatz zu Azathioprin (oder der Schwester-Substanz Purinethol oder Mercaptopurin) nicht gehäuft auf. Die wichtigsten Nebenwirkungen der Biologika sind allergische Reaktionen, die aber sehr effektiv therapiert werden können.

Man geht davon aus, dass sowohl bei Morbus Crohn als auch bei Colitis ulcerosa ein Drittel mit Stufe-1-Medikamenten, ein weiteres Drittel mit Medikamenten der Stufe 2 und das verbleibende Drittel mit Biologika wirksam zu therapieren sind. Bei einem Versagen dieser Medikamente (res. Colitis ulcerosa therapy) steht besonders bei Betroffenen mit einer Colitis ulcerosa eine Cyclosporin A bzw.

WISSEN

Was Beschwerden lindert

Colestyramin bindet die Restgalle, die den Durchfall erzeugt. Wird das Präparat zwischen den Mahlzeiten eingenommen, kann es die Zahl der Durchfälle senken. Wichtig ist, es nicht zeitgleich mit anderen Medikamenten einzunehmen, da es die Aufnahme von Medikamenten behindern kann. Ein Gemisch aus Salzen und Traubenzucker (Elotrans®) hilft, bei wässrigen Durchfällen Wasser durch die Darmwand in den Körper zu schleusen. Dadurch wirkt das Präparat bedrohlichen Flüssigkeitsverlusten und der Ausbildung von Nierensteinen entgegen. Hemizellulose (Metamucil® = zermahlene Schale des Wegerichs) ist wegen seines hohen Wasserbindungsvermögens sehr gut geeignet, den Stuhl zu regulieren. Mit geschlagenen Bananen oder Apfelmus vermischt, kann es wässrige Stühle binden. Fester Stuhl wird geschmeidig, wenn es mit viel Flüssigkeit angerührt wird: 300–400 ml pro Teelöffel sind nötig, um z. B. bei Colitis ulcerosa Blutungen durch Schleimhautreizung zu vermeiden.

Loperamid und Paracodin dämmen die Durchfälle durch Verzögerung der Dünndarmbewegung ein. Bei hochgradigen Stenosen besteht allerdings die Gefahr eines inkompletten Darmverschlusses! Dann bitte nur nach Rücksprache mit dem Arzt einsetzen.

Prograf-Behandlung im akuten Stadium zur Verfügung. Der geplante Einsatz dieser Medikamente erfolgt meist vor dem Hintergrund, dass auch operative Maßnahmen angezeigt sein könnten.

Mangelerscheinungen ausgleichen

Je nach den Ergebnissen der regelmäßigen Blutkontrollen werden Mangelerscheinungen ausgeglichen. Zur Verbesserung der Eiweißzufuhr stehen hochwertige Eiweißkonzentrate in Pulverform oder als flüssige Zusatznahrung in verschiedenen Geschmacksrichtungen zur Verfügung. Gerade während eines entzündlichen Schubs und in der Erholungsphase kann Normalkost den erhöhten Eiweißbedarf oft nicht ausreichend decken.

Tipp

Vor geplanten Operationen ist die Normalisierung der Bluteiweiße eine der wichtigsten Maßnahmen, um Komplikationen zu vermeiden. Eiweiß braucht der Körper z. B. zur Heilung.

Die vorhandenen Möglichkeiten, die Fettzufuhr zu verbessern, werden bisher nur wenig genutzt: Bei Untergewichtigen mit Störungen der Fettaufnahme empfehlen sich mittelkettige Triglyceride. Der Darm kann diese aus kleineren Bausteinen zusammengesetzten Neutralfette ohne Gal-

65

lenvermittlung und ohne Verdauungshil-
fen aufnehmen. Sie sind gut geeignet, den
Energiebedarf und die Mindestaufnahme
fettlöslicher Vitamine zu sichern.

Geeignete Aufbaunahrungen tragen die
Bezeichnung »MCT« (Medium Chain Tri-
glycerides). Reformhäuser halten MCT-
Margarine und -Öl vor.

Pflanzenöle enthalten die unentbehrli-
chen essenziellen Fettsäuren. Sie werden
am besten morgens mit der ersten Nahrungsaufnahme eingenommen, solange der nachts neugebildete Gallenvorrat
noch vorhanden ist. Das Öl muss sehr fein
verteilt werden, um der wenigen Galle
genügend Angriffsfläche zu bieten: als Öl-
Wasser-Emulsion, in Quark verrührt oder
als Gebäck.

Der Nutzen dieses Angebots ist groß: Es
versorgt den Körper mit dringend benötig-
ten essenziellen Fettsäuren, es bindet dabei Galle, die dann keinen Durchfall mehr
auslösen kann, es bremst sehr wirksam
die Darmbewegung ab, und es ist nach
Darmoperationen eine der stärksten Anregungen zur Wiedergewinnung verloren
gegangener Darmfunktionen (Adaptation).

Eisen, Elektrolyte und Spurenelemente müssen oft ergänzt werden, aber nur
selten auf dem Blutwege. Vitamin B_{12}
dagegen muss intravenös (in das Blut),
intramuskulär (in den Muskel) oder subkutan (in das Unterhautfettgewebe) verabreicht werden, wenn der Schilling-Test
einen Mangel anzeigt. Eine Adaptation ist
möglich.

WISSEN

Darm entlasten

Wird das Ende der Sonde in den
oberen Dünndarm gelegt, geben
Magen und Bauchspeicheldrüse
ihre Sekrete nicht mehr ab. Die ent-
zündeten Darmabschnitte kommen
nicht mehr mit den aggressiven
Verdauungsfermenten in Kontakt.

Künstliche Ernährung

Tritt kein Behandlungserfolg ein oder
werden Medikamente nicht vertragen,
kann der Darm durch Ruhigstellung aus-
heilen. Dies geschieht über »künstliche
Ernährung«. Diese Lösungen sind indus-
triell so aufbereitet, dass hochwertige,
reizstofffreie Nährstoffe in ihre Grund-
bausteine zerlegt sind. Der Dünndarm
kann sie ohne nennenswerte Verdauungsleistung in den ersten hundert Zentimetern aufnehmen, ohne Rückstände zu
hinterlassen.

Die meisten dieser Elementardiäten, die
auch als »Astronauten-Kost« bekannt
sind, haben leider einen widerlichen Geschmack. Deshalb werden sie oft über
eine Sonde gegeben.

Die Behandlung mit einer Sonde ist der
Medikamentenbehandlung gleichwertig,
in manchen Fällen ist sie ihr sogar überlegen. Sie kann ohne Schaden beliebig lange
durchgeführt werden. In vielen Fällen ist
eine komplette Ernährung durch die Vene
(parenterale Ernährung) unumgänglich.

Transparenz und Vertrauen

Diagnostische und therapeutische Maßnahmen sind Belastungen, die den Betroffenen gerade dann treffen, wenn er durch erhöhte Krankheitsaktivität körperlich und seelisch besonders geschwächt ist. Schnell kann das dazu führen, dass sich die Abwehr der Betroffenen gegen die Krankheit und auch die notwendigen Maßnahmen richtet. Deshalb ist ein hohes Maß an Transparenz und Vertrautheit zwischen Erkranktem und Behandler entscheidend. Es ist wichtig zu wissen, woran man ist, und dass man selbst etwas tun kann.

Ebenso zielführend ist die enge Zusammenarbeit von Arzt, Ernährungswissenschaftler und erfahrenem Psychologen. Das hat sich vor allem bei der Vorbereitung geplanter Operationen gezeigt: Entzündungsaktivität und -ausbreitung gehen zurück – das schafft entzündungsfreie Resektionsränder und es muss weniger Darm entfernt werden. Fistelabsonderungen nehmen ab – das verringert die Gefahr der Wundinfektionen. Der sorgfältige Ausgleich von Störungen der Stoffwechsel- und Energiebilanz trägt zu einem drastischen Rückgang von Operationskomplikationen bei. Alle diese Maßnahmen helfen dabei, Notfalloperationen möglichst ganz zu vermeiden.

Das Krankenhaus Rissen (Asklepios Westklinikum) ist in der interdisziplinären Zusammenarbeit bei der Behandlung von Menschen mit chronisch entzündlichen Darmerkrankungen führend. Die Abteilung für Gastroenterologie (ab 2014 allein geführt durch Prof. Dr. Tanja Kühbacher) arbeitet auf Wunsch zusammen mit den Mitarbeitern der Chirurgie, der Psychosomatik, der anthroposophischen Medizin und der Ernährungsberatung und nutzt die Kompetenz von selbst von der Erkrankung Betroffenen. Besonders erwähnenswert sind: das psychologisch fundierte Offene-Abend-Angebot, der Besuchsdienst der CED-Hilfe und die in Zusammenarbeit durchgeführte Patientenschulung (www.ced-hospital.de).

Operieren: Wann und wie?

Thomas Schiedeck

Manchmal sind Operationen unausweichlich. Oft sind sie mit Angst behaftet. Diese lässt sich aber durch offene Gespräche zwischen Arzt und Erkranktem nehmen. Auch die minimalinvasive Technik senkt das Risiko bei Eingriffen erheblich. Zudem zeigen Erfahrungen: Manchmal verbessern Operationen die Lebensqualität sehr.

Zwar gibt es noch keine klare Ursache für eine CED, aber viele neue Erkenntnisse haben dazu beigetragen, diese Erkrankung besser zu verstehen. Das ist ein guter Schritt in die richtige Richtung. Auch operative Eingriffe gehören zum Gesamtkonzept der Therapie. Sie sind vor allem dann ein wichtiger Baustein, wenn schwere entzündliche Situationen eintreten. Dabei bleibt aber auch die operative Therapie eines: ein ergänzendes und kein konkurrierendes Behandlungsprinzip.

Sie kann z. B. in vielen Fällen wieder einen nahezu entzündungsfreien Zustand herstellen. Dies führt meistens zu einer deutlich besseren Befindlichkeit und Lebensqualität. Selbst wenn eine Operation meist bedeutet, dass ein Stück Darm entfernt wird. Die Kombination aus Medikamenten und Operation hat das sogenannte Rückfallrisiko (Rezidivrate) auf 40 Prozent gedrückt. Selbst wenn ein Rezidiv kommt: In weniger als der Hälfte der Fälle bedeutet das automatisch eine weitere Operation. In vielen Fällen bleibt die Therapie rein medikamentös.

Das Risiko bei Operationen ist heute relativ gering, es liegt bei etwa zehn Prozent. Dies liegt auch und gerade mit an den minimalinvasiven Operationsverfahren, die den Patienten deutlich weniger belasten. Auch ist die Erholungszeit viel kürzer als nach konventionell durchgeführten Operationen mit Bauchschnitt.

Gründe für eine Operation

Operation ja oder nein? Bei dieser individuellen Entscheidung ist wichtig, dass behandelnde Gastroenterologen und behandelnde Chirurgen sich eng abstimmen und kooperieren. Wesentliches Ziel ist: Durch vorausschauendes Denken die Zahl der Notfalleingriffe auf ein Minimum zu reduzieren, denn sie sind risikoreicher.

Im Wesentlichen herrscht Einigkeit darüber, bei welchen Situationen operiert werden sollte:

- Einengungen: hochgradige, narbige Hindernisse (Stenosen, Strikturen) des Darms. Sie rufen oft Übelkeit und Erbrechen hervor und können kolikartige Schmerzen verursachen.
- Fisteln: Diese Verbindungen des Darms zur Haut oder anderen Organen (Blase, Scheide bzw. andere Abschnitte des Magendarmtrakts) treten oft zusammen mit Abszessen oder entzündlichen Veränderungen der Darmwand auf.

Ein weiterer wichtiger Grund zu einer Operation (speziell bei der Colitis ulcerosa) besteht immer dann, wenn trotz aller medikamentöser Therapie die Erkrankung nicht in den Griff zu bekommen ist oder wenn durch langjährige Therapie Nebenwirkungen der Medikamente auftreten. Speziell bei Kindern und Jugendlichen kommt hinzu: Alle Wachstums- und Gedeihstörungen sind ein Grund, über die Chancen einer Operation nachzudenken. Besteht der Verdacht auf eine Krebserkrankung im Darm (was selten ist), sollten die betroffenen Abschnitte entfernt werden. Speziell bei der Colitis ulcerosa kann dies eine Komplettentfernung des gesamten Dickdarmes bedeuten.

Zudem: Jeder chronische Entzündungsprozess im Körper birgt ein erhöhtes Krebsrisiko. Dies gilt deshalb auch für die CED. Besonders schwierig wird es dann, wenn bestimmte Darmabschnitte nicht mehr endoskopisch (bei einer Spiegelung) kontrolliert werden können. Dann können

WISSEN
Entzündungen zehren

Wer vor der Frage »Operation ja oder nein« steht, sollte bedenken: Ein chronisch schwelender Entzündungsprozess verbraucht immer auch Energie des Organismus. Daher sind Betroffene durch die chronische Entzündung oft weniger leistungsfähig und schneller ermüdbar.

sich z. B. in der Umgebung von Strikturen oder Fisteln unbemerkt Krebsgeschwüre entwickeln. Deshalb kann auch der Verdacht auf eine Wucherung ein Grund für eine Operation darstellen.

Fisteln

Fisteln sind Verbindungen zwischen Organen (z. B. Magendarmtrakt) zu benachbarten Organen oder auch zur Haut (sogenannte kutane Fisteln). Es sind »Gänge«, die sich dort gebildet haben, wo sie eigentlich nicht vorkommen. Speziell bei Morbus Crohn entstehen Fisteln durch die wiederholten Entzündungen. Oft treten sie zusammen mit einer Eiteransammlung (Abszess) auf.

Abhängig davon, wo sich die Fisteln befinden, sind die Symptome und Folgen unterschiedlich. Eine Fistel zwischen zwei benachbarten Dünndarmschlingen kann beispielsweise nahezu unbemerkt bleiben, während eine Fistel vom Darm zur Blase wiederkehrende und zum Teil schwer behandelbaren Harnwegsinfekte oder Blutungen aus der Blase verursacht.

TIPP

Grundsätzlich gilt: Je weniger Probleme eine Fistel bereitet, desto geringer ist chirurgischer Handlungsbedarf. Eine Operation ist also nur bei Beschwerden angebracht.

Allerdings verheilen Fisteln nur selten von alleine. In fast allen Fällen bedürfen sie chirurgischer Behandlung. Als problematisch gelten vor allem Fisteln im Afterbereich, da meistens auch der Schließmuskel betroffen ist. Leider ist es in dem Fall so, dass die operative Beseitigung der Fistel den Schließmuskel verletzen kann. Aber gleichzeitig können auch immer wiederkehrende Entzündungen und Abszesse einer chronischen Fistel zu Gewebezerstörung und Beschädigung des Schließmuskels führen. In vielen Fällen ist daher die chirurgische Einlage einer sogenannten Fadendrainage (der eingelegte Faden soll den Ablauf von Sekreten fördern und

WISSEN

Leben ohne Dickdarm

Der Dickdarm ist nicht lebensnotwendig. Nach einer Anpassungsphase können Betroffene ein nahezu normales Leben mit etwa 2 bis 5 Stuhlgängen pro Tag führen. Nötig ist meist nur eine dauerhafte Stuhleindickung durch Nahrungszusätze oder Medikamente.

Abszesse verhindern) der beste Weg, um die Entzündung ohne Risiko für den Schließmuskel auszuheilen. Manche oberflächlich verlaufenden Fisteln können ohne Risiko für die Kontinenz direkt operativ beseitigt werden. Um die Situation für die Betroffenen gut abschätzen zu können, ist bei jeder Fistel eine Untersuchung durch einen erfahrenen Chirurgen notwendig. Wenn der Eingriff schmerzhaft verlaufen könnte, empfiehlt sich eine kurze Narkose.

Formen der Operation

Colitis ulcerosa und Morbus Crohn haben sehr unterschiedliche operative Therapieansätze. Bei der Colitis ulcerosa besteht in den allermeisten Fällen die große Chance, alle darmbedingten Beschwerden dauerhaft durch eine Operation zu beseitigen. Dazu wird der gesamte Dick- und Mastdarm entfernt, der Schließmuskel wird dabei erhalten. Während der Operation wird der Behandler einen sogenannten Pouch (eine Tasche) aus Dünndarm anlegen – sie wird die Aufgabe des Mastdarms übernehmen und den Stuhl sammeln. Diese Operation kann im Idealfall minimalinvasiv erfolgen. Ein künstlicher Darmausgang ist, wenn überhaupt, nur vorübergehend notwendig.

Bei einem Morbus Crohn sieht die Situation anders aus. Hier ist selbst durch eine radikale Operation keine Heilung möglich. Das Ziel der Therapie ist deshalb immer, so wenig Darm wie möglich zu entfernen. Teils nehmen die Behandler deswegen bewusst in Kauf, nur oberflächlich entzündete Dünndarmabschnitte zu belassen. Denn wird zu viel Darm entfernt, besteht das Risiko des sogenannten Kurzdarmsyndroms. Dies zeigt einmal mehr, wie wichtig die Erfahrung des Operateurs und die adäquate Zusammenarbeit der beteiligten Fachärzte ist. Fehlen große Teile des Dünndarms, kann der Körper vor allem Fette und Gallensalze schlechter resorbieren. Dies begünstigt das Entstehen von Gallen- und Nierensteinen. Auch die Aufnahme fettlöslicher Vitamine ist stark eingeschränkt und kann zu Mangelerscheinungen führen. Als Faustregel gilt: Die Hälfte des Dünndarms kann ohne langfristige Folgen reseziert werden. Und: Ein Kurzdarmsyndrom kann sich innerhalb eines Jahres nach Entfernung bessern, da sich der Restdarm an die neuen Anforderungen anpasst. Zu den Symptomen gehören: Durchfälle, Fettstuhl, Gewichtsverlust durch die eingeschränkte Aufnahme von Nährstoffen sowie Schwierigkeiten, die Blutsalze zu regulieren. Liegen hochgradige narbige Verengungen vor, gibt es eine weitere Option: Dann wird kein Darm reseziert, sondern eine sogenannte Strikturoplastik angelegt. Dies ist eine Technik, mit der operativ das Lumen des Darms erweitert wird.

Künstlicher Darmausgang

Die größten Ängste und Vorbehalte, die bei Betroffenen im Zusammenhang mit einer Darmoperation auftreten, sind mit einer Frage verbunden: Muss bei der Behandlung ein künstlicher Darmausgang angelegt werden? Diese Frage lässt sich nicht einheitlich beantworten. Sie ist immer abhängig von der Situation, die bei dem Betroffenen vorliegt. Denn ein Stoma hat immer eine bestimmte Aufgabe.

Protektives Stoma. Ein »Schutz-Stoma« wird angelegt, um nachfolgende Darmabschnitte zu entlasten oder zu schützen. Dies ist meist dann der Fall, wenn entweder eine große Entzündungsreaktion bestimmte Darmabschnitte stark schädigt und sie durch Medikamente nicht gebessert werden kann. Oder aber es zeigt sich bei einer Operation, dass zwar eine Darmnaht angelegt werden müsste, aber das Risiko besteht, dass diese nicht komplett ausheilt. Besonders in diesen Fällen dient ein »Schutz-Stoma« dazu, eine perfekte Einheilung (z. B. eines Pouches) zu ermöglichen und so die dauerhafte Anlage eines Stomas zu verhindern.

Permanentes Stoma. Dies ist von Anfang an auf Dauer angelegt. Es wird nötig, wenn der Schließmuskel durch langjährige Entzündung zerstört ist oder eine nur unzureichende Länge Darm zur Verfügung steht, um die normale Darmpassage wiederherzustellen.

So groß die Vorbehalte gegenüber einem Stoma auch sein mögen: Ein von Koliken, andauernder Entzündung, Mangelernährung und Schmerz geplagtes Leben ist immer schlechter als ein gut funktionierender künstlicher Darmausgang. In vielen Fällen ermöglicht gerade ein Stoma manchen Menschen ein unabhängiges, selbstbestimmtes Leben in einer Qualität, wie sie es gar nicht mehr für möglich gehalten haben. Nicht wenige Betroffene erkennen dies jedoch erst, wenn sie nach langem Zögern und großen Vorbehalten ein Stoma erhalten haben und im Verlauf bemerken, um wie viel besser sich ihre Lebenssituation damit gestalten lässt.

Die Akzeptanz eines künstlichen Darmausgangs wird immer davon abhängen, wie das Stoma funktioniert und wie sicher es versorgt werden kann. Dazu ist eine umfassende Planung und vor allem auch eine gute Beratung durch einen erfahrenen Chirurgen und einen spezialisierten Stomatherapeuten vor einer Operation so wichtig. Vielen Betroffenen hilft auch der Kontakt mit etablierten Selbsthilfegruppen (z. B. ILCO-Gruppe). Viele Sorgen sind schon allein deswegen unnötig, weil die Industrie inzwischen ausgefeilte Produkte zur Verfügung stellt, die eine sichere Stomaversorgung ohne Geruchsbelästigung garantieren – die Technik hat hier große Fortschritte gemacht!

Erkrankungen des Afters

Gerade der Morbus Crohn zeigt sich oft durch erste Symptome im Afterbereich. Bei etwa 40 Prozent der Betroffenen treten solche (analen) Läsionen auf. Meist sind dies Einrisse (Fissuren oder Ulzerationen), aber auch unterschiedlich verlaufende und ausgeprägte Fisteln.

Infolge der chronischen Erkrankung kann sich der Enddarmbereich verengen oder es bilden sich sogenannte Mariske (Hautlappen) sowie gutartige Wucherungen (Analfibrome). Meist sind diese Betroffenen relativ beschwerdearm. Dennoch ist eine genaue Untersuchung bei Auftreten von Problemen im Analbereich wichtig. Denn als oberstes Ziel in allen Fällen gilt, die akute Entzündung in den Griff zu bekommen. Ein wichtiges Instrument bei der Diagnostik ist die anale Endosonografie (Ultraschall). Mit ihr lassen sich Abszesse und Fisteln nachweisen und ihre Lage zum Schließmuskel gut erkennen. In anderen Fällen kommt eine Kernspintomografie infrage, um das Ausmaß der Entzündung zu erfassen.

Minimalinvasive = laparoskopische Chirurgie

Die minimalinvasive Chirurgie oder sogenannte Knopflochchirurgie hat während der vergangenen 20 Jahre die chirurgische Therapie erheblich beeinflusst. Diese Technik ist weniger belastend, die Menschen genesen schneller. Auch ist das kosmetische Ergebnis besser. Denn die kleinen Schnitte machen eben nicht nur weniger Schmerzen in der Phase nach der Operation, sondern führen auch zu kleineren Narben.

Zudem kann diese Technik noch weitere positive Aspekte haben – die bisher noch gar nicht abzusehen sind. Sie könnten Brüche an den Narben und auch Verwachsungen im Bauch deutlich verringern. Aber auch und gerade der kosmetische Vorteil ist groß. Dies gilt in ganz besonderem Maße für jüngere Menschen mit Colitis ulcerosa und Morbus Crohn, die in der Pubertät mit ihrer Identitätsfindung konfrontiert sind. Zudem senkt die Technik Angst und Skepsis vor dem chirurgischen Eingriff und ist daher, wann immer möglich, das Verfahren der ersten Wahl. Bei all den Möglichkeiten, die die minimalinvasive Operation bietet, muss klar sein: Das Hauptziel ist nicht der kleine Schnitt, sondern die Beseitigung der Beschwerden, ohne das Risiko für die Betroffenen zu erhöhen. Daher wird es immer auch Gründe und Situationen geben, in denen eine minimalinvasive Variante aus Gründen der Vernunft ausscheidet.

Vorgehen bei einer minimalinvasiven Operation

Der Arzt führt eine Kamera in den Bauch ein. Sie wird über einen kleinen 0,5 bis ein Zentimeter langen Schnitt in die Bauchhöhle eingeführt und ermöglicht gute Sicht auf alle Organe. Gleichzeitig arbeitet sie wie eine Lupe und vergrößert den Blick auf alle Strukturen. Das senkt die Verletzungsgefahr von zum Beispiel Nerven oder Blutgefäßen. Zusätzlich benötigt der Arzt für die Operation Instrumente. Er führt sie entweder auf demselben Weg (»single port«-Verfahren) oder über weitere Operationshülsen (Trokare) ein. Üblicherweise wird ein Gas in die Bauchhöhle geblasen: Dadurch hebt sich die Bauchdecke und der Operateur gewinnt eine bessere Übersicht. Gerade die Beurteilung der Situation, aber auch der Umgang mit den Spezialinstrumenten auf kleinstem Raum, erfordert eine hohe Expertise. Dabei muss er nicht nur die technischen Anforderungen erfüllen, sondern sollte darüber hinaus noch spezielle Erfahrung mit chronisch entzündlichen Darmerkrankungen haben.

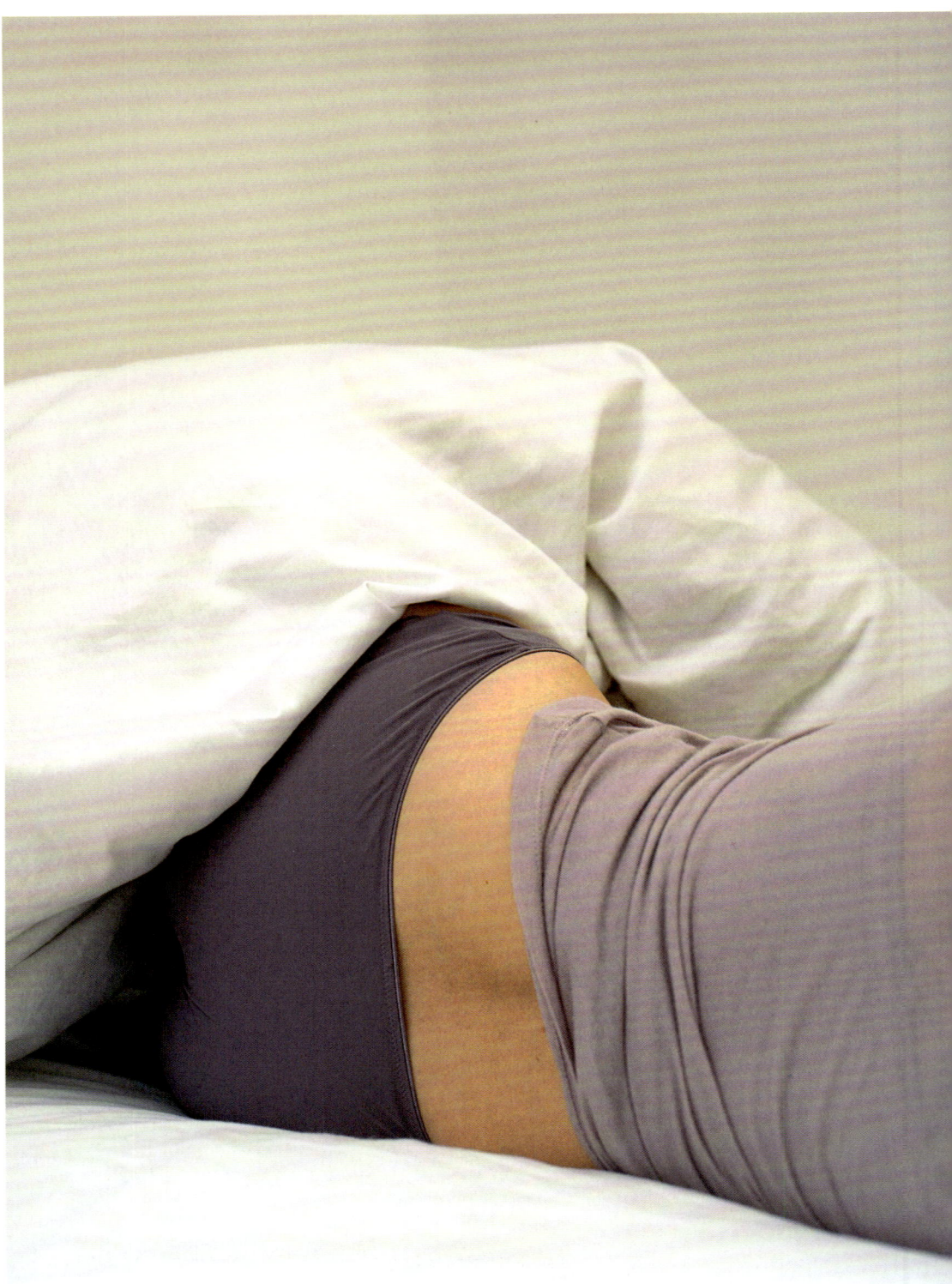

Ganzheitliche Therapie

Welche ergänzende Therapie ist für einen Betroffenen sinnvoll? Welche Techniken und Ideen stecken hinter der jeweiligen komplementären Therapie? Antworten gibt das folgende Kapitel.

Komplementäre Verfahren

Jost Langhorst

Auf der Suche nach der optimalen Therapie und anderen unterstützenden Verfahren sind viele Erkrankte – nicht nur die mit einer CED. In der vergangenen Zeit erfahren komplementäre Verfahren zunehmend Akzeptanz. Das nicht nur bei den Betroffenen, sondern auch bei den medizinischen Fachgesellschaften.

Eine allgemein akzeptierte Definition von komplementären und alternativen Therapieverfahren gibt es nicht. Generell gelten komplementärmedizinische Verfahren als Ergänzung zu konventionellen Standardtherapien. Wohingegen Verfahren, die diese Standardtherapien ausschließen, als alternative Therapieverfahren bezeichnet werden. Letztere sind daher kritisch zu sehen. Viele angloamerikanische Länder unterscheiden nicht zwischen alternativ und komplementär, sondern verwenden den gemeinsamen Begriff »Complementary and alternative Medicine« (= CAM).

Naturheilkunde und Komplementärmedizin umfassen dabei einen sehr breiten und

WISSEN

Komplementäre Verfahren beliebt

Wie verhalten sich Betroffene mit CED in den Bereichen der naturheilkundlichen oder komplementären Therapie? Der Lehrstuhl für Naturheilkunde der Universität Duisburg-Essen hat dazu Betroffene repräsentativ befragt. Das Ergebnis: Über 50 Prozent aller Betroffenen mit chronisch entzündlichen Darmerkrankungen haben schon eigene Erfahrungen mit naturheilkundlichen oder komplementärmedizinischen Therapieverfahren gemacht. Die meisten verwendeten mehr als ein Verfahren.

Die Befragten führten als Gründe an: die Suche nach der optimalen Therapieeinstellung, ein ganzheitlicher Therapieansatz und die Stärkung der Eigenaktivität und Eigenverantwortung. Aber auch Nebenwirkungen oder Erfolglosigkeit der konventionellen Therapie sind als Beweggründe von Bedeutung. Obwohl sich nur 25 Prozent der Befragten ausreichend informiert fühlten, gaben etwa 80 Prozent der Befragten an, dass sie in Zukunft ein naturheilkundliches Therapieverfahren anwenden werden.

heterogenen Bereich von Therapieverfahren, die bei chronisch entzündlichen Darmerkrankungen zum Einsatz kommen können. Entsprechend der Definition der Fachgesellschaften und der ärztlichen Weiterbildungsordnung in Deutschland wird zwischen der klassischen Naturheilkunde und den erweiterten Verfahren unterschieden. Lernen Sie sie auf den kommenden Seiten kennen.

Naturheilkundliche und komplementäre Therapie

Die fünf Säulen der klassischen Naturheilkunde (Ernährung, Bewegung, Hydrotherapie, Pflanzenheilkunde und Ordnungstherapie) wurden seit ihrer Definition durch die Verfahren der erweiterten Naturheilkunde ergänzt, zu den Verfahren zählen wie etwa Neuraltherapie, Osteopathie, »ausleitende« und »ableitende« Verfahren (z. B. Schröpfen, Blutegel), aber auch die Akupunktur und die Traditionelle Chinesische Medizin. Homöopathie und Anthroposophische Medizin gelten als eigenständige Therapierichtungen.

Pflanzenheilkunde

Sie ist laut nationaler und EU-Definition die Behandlung von Krankheiten mit Pflanzen und Pflanzenteilen in unterschiedlicher Zubereitung. Bei CED haben sich pflanzliche Therapien mit Flohsamenschalen oder Gelbwurz bewährt und Eingang in die Leitlinien (als wissenschaftlich erwiesene Behandlungen) gefunden. Weitere Pflanzen wie Myrrhe/Kamille, Weihrauch oder Heidelbeeren werden derzeit intensiv erforscht. Die Dosierungen variieren nach Präparat, Herstellerempfehlung und Ausmaß der Symptomatik.

Bewegungstherapien

Yoga, Qi Gong, Feldenkrais werden meist im Rahmen multimodaler Therapieansätze eingesetzt und können dabei Entspannungstechniken, Körperselbstwahrnehmung und -beweglichkeit unterstützen.

Nahrungsergänzungsmittel

Diese Substanzen sind Nähr- und Wirkstoffe für den menschlichen Stoffwechsel. Bei einer vollwertigen Ernährung sind die Nährstoffe in der Regel reichlich in den eingesetzten Lebensmitteln enthalten, und zwar in einer für den menschlichen Körper gewohnten Kombination und Menge. Bei Morbus Crohn kann durch eine anhaltende Störung der Aufnahmefähigkeit im terminalen Ileum und im weiteren Dünndarm eine erhöhte Zufuhr an Spurenelementen (Zink, Eisen usw.) und Vitaminen (B_{12} usw.) hilfreich sein.

Anthroposophische Medizin

Sie basiert auf einem humanistischen Menschenbild, das Leib, Seele und Geist als eigenständige Wesensschichten des Menschen erkennt und behandelt. Der Gesundheits- und Krankheitsbegriff unterscheidet sich gegenüber der konventionellen Medizin dahin, dass Gesundheit ein dynamischer Zustand ist, den der Organismus als aktive Leistung erbringt. Krankheit wird demnach als fehlender Ausgleich mittels Selbstregulation und damit einseitig wirkender Kräfte verstanden. Über die medikamentöse Therapie hinaus werden in ein anthroposophisch erweitertes Konzept Therapien wie Heileurythmie und Kunsttherapie einbezogen. Ausgewählte anthroposophische Krankenhäuser bieten anthroposophische Therapiekonzepte an.

Homöopathie

Sie ist ein eigenständiges, in sich geschlossenes Therapiekonzept mit einer eigenen Theorie (»Ähnliches soll durch Ähnliches geheilt werden«), einem eigenen Gesundheits- und Krankheitsverständnis, einem besonderen therapeutischen Vorgehen und der Verwendung von Arzneimitteln nach einem besonderen Herstellungsverfahren. Die Suche nach dem »Simile« (dem ähnlichsten Mittel) erfolgt mithilfe ausführlicher Anamnese unter Berücksichtigung individueller Symptome und Empfindungen. Die Homöopathie verabreicht Arzneien nach einer sogenannten Potenzierung und Verschüttelung in hohen Verdünnungen und kleinen Gaben. Bisher gibt es keine klinischen Studien zu Homöopathie bei CED.

Traditionelle Chinesische Medizin

Die Traditionelle Chinesische Medizin (TCM) umfasst fünf Behandlungsmethoden: chinesische Arzneimitteltherapie, Akupunktur, Diätetik, Massage (Tuina), Bewegung und Meditation (Qi Gong, Tai Chi). Das grundlegende Konzept ist die Vorstellung einer einheitlichen »Lebensenergie«, dem Qi, das allem Leben, sowohl in seinen materiellen wie psychischen Ausprägungen, zugrunde liegt.

Die TCM sieht die Ursachen der bei CED vorkommenden Störungen sowohl in äußeren Faktoren (z.B. Klima- und Umwelteinflüsse) als auch inneren Faktoren (z.B. emotionale Unausgeglichenheit, erbliche Disposition usw.). Die chinesische Medizin kennt die westlichen Diagnosen Morbus Crohn und Colitis ulcerosa nicht. In der TCM werden Erkrankungen, die ähnliche Symptome wie bei CED aufweisen z.B. als feucht-heißer Durchfall bezeichnet.

Tipp

Eingang in die Behandlungsleitlinien für Morbus Crohn und Colitis ulcerosa hat eine begleitende Akupunktur (mit Moxibustion) zur komplementären Therapie bei leicht- bis mittelgradiger Krankheitsaktivität gefunden.

Die Hauptgefahr der unkonventionellen Therapieverfahren ist deren unkritische Anwendung, vor allem durch Nichtärzte. Sie können die spezifische Symptomatik einer CED oft nicht genügend einschätzen und beurteilen und vernachlässigen die etablierte Therapie. Darüber hinaus besteht die Gefahr einer erheblichen finanziellen Belastung der Betroffenen. Dies vor allem durch einen unkritischen Einsatz unkonventioneller Therapieverfahren, deren Kosten die Krankenkassen in der Regel nicht übernehmen. Was sie bei anerkannten Verfahren hingegen meist tun.

CED-Betroffene und Ärzte sollten einen offenen Dialog über die Möglichkeiten und Grenzen dieser komplementären Methoden führen. Es erscheint sinnvoll, komplementäre Therapieverfahren in ein wissenschaftlich fundiertes Medizinsystem zu integrieren. Wie von der Weltgesundheitsorganisation vorgeschlagen, sollten unterstützende und die Lebensqualität verbessernde Maßnahmen in einem gemeinsam getragenen Gesamtkonzept ihren Einsatz und Stellenwert erhalten.

Integrative Gastroenterologie

Das multimodale Therapiekonzept der Integrativen Gastroenterologie beruht auf einer Kombination aus der etablierten sogenannten Schulmedizin mit Verfahren der wissenschaftlich anerkannten Naturheilkunde und Komplementärmedizin sowie der Mind-Body-Medizin (Seite 81). Bei der integrativen Gastroenterologie verbindet sich somit sinnvoll konventionelle und naturheilkundliche Medizin mit einer Lebensstilberatung.

Ziel der Therapie ist einerseits, die Krankheitsaktivität positiv zu beeinflussen und Komplikationen zu verringern sowie andererseits die krankheitsbezogene und allgemeine Lebensqualität zu verbessern und stabilisieren. Die gesundheitsbezogene Lebensqualität ist dabei in den vergangenen Jahren immer mehr in den Blickpunkt des Interesses getreten. Der schubweise Verlauf der Erkrankung, Nebenwirkungen der Medikamente, Angst vor Krebs und Operationen beeinflussen die Lebensqualität der Betroffenen. Die Fachgesellschaften fordern deshalb schon lange, die subjektive Lebensqualität der Betroffenen neben objektiven Faktoren wie Lebenszeitverlängerung, Krankheitsaktivität oder der Verringerung von Komplikationen als Qualitätskriterium der Behandlung zu erfassen. Lebensqualität umfasst dabei Bereiche wie körperliches und seelisches Wohlbefinden, Fähigkeit zur Alltagsbewältigung und soziale Einbindung in eine Gemeinschaft.

WISSEN

Integrative Medizin

Die Weltgesundheitsorganisation spricht bei kombinierter Anwendung konventioneller und evidenzbasierter komplementärer Methoden auch von integrativer Medizin. Der Begriff Integrative Gastroenterologie folgt dem Begriff Integrative Medizin der WHO für den Magen-Darm-Bereich.

Leben und Krankheit (ein-)ordnen

Das vegetative Nervensystem beeinflusst und steuert zahlreiche innere Organe. Es hat zwei Schenkel, die als Gegenspieler fungieren: den Sympathikus und den Parasympathikus. Der Sympathikus sorgt für einen Zustand direkter Leistungsbereitschaft. Er wird stimuliert, wenn wir uns unter akuten Anforderungen wie beispielsweise unter Stress befinden, wenn wir schnell auf eine Situation reagieren müssen. Der Parasympathikus sorgt für Erholung, Regeneration, Verdauung und Schlaf. Im natürlichen Ablauf wird der Sympathikus in Situationen aktiviert, die sofortige Reaktion und Leistungsbereitschaft erfordern. Ist die Anforderung vorüber, tritt der Parasympathikus in Aktion: Es kommt zur Regeneration. Die in der Leistungsphase verbrauchte Energie wird nun wieder neu getankt. Unser modernes Leben birgt die Gefahr, dass die Alarmbereitschaft durch immer neue Reize, Stimulatoren und Anforderungen anhält und eine Erholung ausbleibt. Die Folge sind Schlafstörungen, Rückenschmerzen, psychische Beschwerden, Bluthochdruck oder eben auch Erkrankungen des Verdauungstraktes.

So gibt es immer mehr Hinweise darauf, dass Faktoren wie Stress, Bewegung und Ernährung den Krankheitsverlauf von chronisch entzündlichen Darmerkrankungen beeinflussen. Die medikamentöse Therapie chronisch entzündlicher Darmerkrankungen hat sich in den vergangenen Jahren weiter verbessert. Gleichzeitig wird die Bedeutung von Faktoren des Lebensstils für den Krankheitsverlauf zwar zunehmend wissenschaftlich anerkannt, aber nicht umfassend für die Therapie genutzt.

In einer wachsenden Zahl klinischer Studien konnte gezeigt werden, dass Langzeitstress die Krankheitsaktivität bei Menschen mit Colitis ulcerosa negativ beeinflusst und dass der Stress mit der Zunahme von Entzündungsaktivität in Zusammenhang steht.

Naturheilkundliche Ordnungstherapie

Die moderne Ordnungstherapie ist eine multimodal zusammengesetzte Therapieform. Sie ist eine Säule der klassischen Naturheilkunde (Schwerpunkt der Veränderung des Lebensstils) und hat die

WISSEN

Stress als Auslöser

Bei der zuvor genannten Studie der Universität Duisburg-Essen gaben mehr als 70 Prozent aller Befragten an, dass Stress (z. B. emotionaler oder zeitlicher Stress) in der subjektiven Wahrnehmung einen negativen Einfluss auf die Erkrankung und sogar schon einmal unmittelbar zu einem Schub geführt habe. Über 80 Prozent erwarteten, dass eine »bessere Stresstoleranz« den Krankheitsverlauf positiv beeinflussen würde.

dauerhafte Aufnahme gesundheitsfördernder Elemente (Ernährung, Bewegung, Hydrotherapie, Entspannung und Stressbewältigung) in den Alltag sowie die Förderung der Eigenkompetenz zum Ziel. Die Grundlage bildet z. B. der salutogenetische Ansatz nach Antonovsky.

Der salutogenetische Ansatz nach Antonovsky fasst die Gesundheit nicht als normalen, passiven Gleichgewichtszustand, sondern als ein labiles, aktives und sich dynamisch regulierendes Geschehen auf. Gesundheit hängt dabei vor allem davon ab, wie gut der einzelne Mensch dazu in der Lage ist, die vorhandenen Ressourcen und Fähigkeiten zum Erhalt der eigenen Gesundheit und des eigenen Wohlbefindens zu nutzen. Ein Ziel ist die Steigerung der Stressbewältigung, die »stresshardiness«. Eine wichtige Voraussetzung hierfür ist, die Eigenkompetenz und das »internalisierte Kontrollverhalten« zu fördern. Der Erkrankte erkennt darüber, dass er aktiv sein Krankheitsgeschehen beeinflussen kann.

Die naturheilkundliche Ordnungstherapie, wie sie z. B. in der Integrativen Gastroenterologie der Abteilung für Naturheilkunde und Integrative Medizin der Kliniken Essen-Mitte praktiziert wird, basiert auf den fünf Säulen Bewegung, Atmung, Entspannung, Ernährung und Selbsthilfe. Für die einzelnen Bausteine liegen für chronisch entzündliche Darmerkrankungen verschiedene wissenschaftliche Untersuchungen vor. Das Essener Modell ist ein Konzept, in dem zahlreiche Therapeuten – Ärzte, Ordnungstherapeuten, Physio-

WISSEN

Stressreduktion

Die achtsamkeitsbasierte Stressreduktion (Mindfulness-based Stress Reduction – MBSR) entwickelte der Molekularbiologe Jon Kabat-Zinn in den späten 1970er Jahren. Es ist ein Programm zur Stressbewältigung. Techniken sind z. B. die gezielte Lenkung der Aufmerksamkeit und Üben und Stabilisierung erweiterter Achtsamkeit.

therapeuten, Yogalehrer usw. – mit dem Betroffenen arbeiten. Es kombiniert dabei Elemente der klassischen Naturheilkunde mit einem modernen Therapiekonzept, das aus der Harvard Medical School in Boston, USA, stammt und als Mind-Body-Medizin bezeichnet wird.

Mind-Body-Medizin (MBM)

Ziel der MBM ist, die Fähigkeit zur Selbstregulation zu aktivieren und zu fördern – und damit im Sinne der Salutogenese die Selbstheilungskräfte. Dabei orientieren sich Mind-Body-medizinische Interventionen immer an nachhaltigen Veränderungen des Lebensstils, indem sie durch Methoden und Techniken die Betroffenen zu gesundheitsfördernden Veränderungen ihres Alltags anregen und dabei begleiten. Zu diesen Techniken gehören etwa Yoga, Qi Gong, Meditation, Autogenes Training, kognitive Umstrukturierung und auch multimodale Programme wie z. B.

der Mindfulness-based Stress Reduction (MBSR).

Ziel und Vorgehen der MBM stimmen damit im Wesentlichen mit denen der naturheilkundlichen Ordnungstherapie überein.

Ganzheitlichkeit als Maßstab zu nehmen heißt also, die Fähigkeiten zur Selbstwahrnehmung, Selbstfürsorge und Selbstverantwortung in allen menschlichen Bereichen (körperlichen, emotionalen, gedanklichen, sozialen usw.) zu entwickeln und zu stärken. Alle Mind-Body-medizinischen Interventionen unterstützen die gesundheitsfördernde Gestaltung des Lebens. Sie sollen helfen, die Krankheit besser zu bewältigen. Dies umfasst vor allem die Bereiche Ernährung, Bewegung, Anspannung und Entspannung, Regulation nicht zuträglicher Gedanken und Gefühle sowie den bewussten Umgang mit Genuss- und Suchtmitteln. Ein weiteres Ziel von MBM-Maßnahmen ist, Fähigkeiten und Motivation bei der Entwicklung einer achtsamen Haltung sich selbst und der Lebenswelt gegenüber zu begleiten. Den Menschen soll dadurch ein höheres Maß Selbstbestimmung über ihre Gesundheit ermöglicht werden.

Mind-Body-Maßnahmen erfolgen häufig in einem Gruppen-Setting. Das hat sich aus mehreren Gründen bewährt. Gruppen bieten die Möglichkeit, sich in einem geschützten Rahmen mit Gleichbetroffenen und im besten Fall Gleichgesinnten auszutauschen, Anteil an einander zu nehmen und sich gegenseitig zu unterstützen.

Das Miteinander sollte akzeptierend und wertschätzend sein und auf gemeinsamen Erfahrungen beruhenden Austausch anregen. Die Mind-Body-Medizin hat sich in Untersuchungen als Therapie bewährt und ist in die aktuellen Leitlinien für Colitis ulcerosa aufgenommen worden.

Therapieschwerpunkte

In der Mind-Body-Medizin wird mit drei Therapieschwerpunkten gearbeitet. Sie orientieren sich an den Elementen des salutogenetischen Prozesses nach Antonovsky:

1. Es werden Informationen und Zusammenhänge vermittelt, z. B. »regelmäßige Entspannung trägt zur Reduzierung der Muskelspannung bei«.
2. Es werden konkrete Handlungsweisen trainiert, z. B. Yoga-Praxis.
3. Es wird eine nachhaltige Verhaltensänderung durch Motivation, Bewusstmachen und Bestätigen positiver Erfahrungen und Wirkungen angestrebt.

Denn: Um einen Vorsatz in die Tat umzusetzen, reicht es nicht zu wissen, was jemand gegen potenzielle Gesundheitsrisiken tun kann. Vielmehr muss der Mensch davon überzeugt sein, diese Handlung aus sich selbst heraus ausführen zu können. Dabei können die Maßnahmen der Mind-Body-Medizin helfen. Die naturheilkundliche Ordnungstherapie, wie sie in den Kliniken Essen-Mitte praktiziert wird, basiert auf den fünf Säulen: Bewegung, Atmung, Entspannung, Ernährung und Selbsthilfe. Im Folgenden finden Sie praktische Beispiele für die Inhalte. Die Bereiche werden einzeln oder im Gruppenprozess erarbeitet und geübt:

- Bewegung: Morgenbewegung, Geh- und Walking-Techniken, Ausdauertraining, Dehnübungen, Körperwahrnehmungsübungen, rückengerechtes Verhaltenstraining, Bewegungspausen, Leistungsanpassung
- Atmung: Stressregulation mit Mind-Body-Techniken nach H. Benson, Atemwahrnehmung, Atemgymnastik nach Middendorf, Yoga-Atemtechniken, Atemtechniken aus der Traditionellen Chinesischen Medizin
- Entspannung und Spannungsregulation: progressive Muskelentspannung nach Jakobson, Autogenes Training, Mind-Body-Techniken nach H. Benson, Yoga-Techniken, Qi Gong, Bodyscan, Meditation, Achtsamkeitsübungen, funktionelle Entspannung, Differenzielle Entspannungstechniken
- Ernährung: Lehrküche zur Vollwerternährung und mediterranen Kost, Einkaufsschulung, Esskultur und Risikofaktoren, achtsames Essen
- Selbsthilfestrategien: Kneipp-Anwendungen: Güsse, Wickel, Bäder, Tees, Kommunikationstechniken
- Krankheitsbewältigung: Gedanken/Gefühle/Hoffnungen, Compliance-Förderung, Umgang mit Medikamenten und Geräten, Stressreduktionsprogramm nach J. Kabat-Zinn, Relaxation-Response, Symptomreduktion, Zeit- und Konfliktmanagement, kognitive Neuorientierung

Stressreduzierung

Entspannungstechniken zielen auf ein inneres Gleichgewicht zwischen Körper, Geist und Seele ab. Die Erfahrungen mit CED-Betroffenen haben gezeigt, dass es kein Patentrezept gibt, Stress und Anspannung auszugleichen. Für den Einen bringen Entspannungsverfahren die ersehnte Ruhe, der Nächste findet sie beim Spazierengehen oder in der Gartenarbeit, der Dritte schließlich muss sich sportlich »abreagieren«, um Frust und zurückgehaltene Aggressionen loszuwerden. Entspannungsverfahren, die sich für Menschen mit CED eignen, sind z.B.:

- Die Achtsamkeitsmeditation: Ein in den USA entwickeltes und dort mittlerweile weit verbreitetes Verfahren, das auf eine buddhistische Meditationspraxis zurückgeht. Achtsamkeit wird definiert als Bewusstsein für die Gegenwart mit einer inneren Haltung, die nicht wertet. Jeder Mensch kann seinen Alltag achtsam gestalten, indem er immer wieder innehält, in sich hineinspürt, bewusst ein- und ausatmet.
- Autogenes Training: Ein aus der Hypnose entstandenes Entspannungsverfahren zur »konzentrativen Selbstentspannung«. Der Neurologe Johannes Heinrich Schulz hat es Ende der 1920er Jahre entwickelt. Schulz erkannte, dass sich durch Vorstellungskraft und Autosuggestion Körperfunktionen steuern lassen. Durch einfache Übungen und klare Formeln (»Ich bin ganz ruhig. Mein Arm ist schwer. Mein Herz schlägt gleichmäßig.« usw.) kann ein hohes Maß an Entspannung erreicht werden.

- Meditation: Das Wort kommt aus dem Lateinischen und bedeutet »auf etwas sinnen, nachdenken«. Der Begriff umfasst verschiedene Methoden einer spirituellen Praxis, deren Ziel die innere Sammlung ist. Den erstrebten Zustand »gedanklicher Leere« erreicht man durch bestimmte Körperhaltungen oder Atemformen, allein oder in der Gruppe, im Stillen oder in Bewegung. Einen echten Effekt der Meditation wird man erst durch viel Übung erreichen. Für den Einstieg oder zur Anleitung für Meditation im Alltag können die Bücher von Jon Kabat-Zinn hilfreich sein.

- Qi Gong: Nach der Definition der Deutschen Qi-Gong-Gesellschaft ist es »ein moderner chinesischer Begriff für eine Vielfalt von Traditionen des kunstvollen Umgangs mit Qi (Lebensenergie)«. Der Begriff bezeichnet Atem- und Meditationsübungen aus der Traditionellen Chinesischen Medizin, die zur Anregung der Selbstheilung eingesetzt werden. Durch Konzentration, bewusstes Atmen und bestimmte Bewegungen werden innere und äußere Kräfte gesammelt und gestärkt, um so gegen Ungleichgewichte und Disharmonien zu wirken. Wichtig ist die Stärkung der Achtsamkeit auf den gegenwärtigen Moment.

Anthroposophischer Ansatz

Jörn Klasen

Bei den chronisch entzündlichen Darmerkrankungen führt das nicht ganz reibungslose Aufeinandertreffen von Innen- und Außenwelt zu dem charakteristischen Krankheitsgeschehen. Die Verdauung (leiblich und seelisch) der Außenwelt durch die Innenwelt gelingt nicht in adäquater Weise. Erkrankte können sich selbst helfen, das Lot wiederherzustellen.

Die anthroposophisch orientierte Medizin schaut nicht auf den »Darm mit der Colitis«, sondern sie sieht (und erfragt) den Menschen mit seiner Geschichte dahinter. So sieht sie die Entstehung und das Geschehen der chronisch entzündlichen Darmerkrankungen als ein grundsätzliches Problem in der Begegnung von Innen- und Außenwelt. Colitis ulcerosa und Morbus Crohn spielen sich an der Magen-Darm-Wand als Grenze zwischen Innen- und Außenwelt ab. Die Colitis betrifft die Darmabschnitte, die der Außenwelt nahe sind (z.B. Enddarm). Er ist vorwiegend für die Ausscheidung zuständig. Morbus Crohn hingegen verändert die mehr nach innen gelegenen Abschnitte (z.B. Dünndarm). Seine hauptsächliche Aufgabe besteht darin, die Nahrungsbestandteile in den Organismus aufzunehmen. Morbus Crohn stört die Verdauung auch tiefgreifender als die Colitis ulcerosa, bei der nur die Schleimhaut geschädigt wird. Während sich beim Morbus Crohn die gesamte Darmwand bis hin zur Stenosen- und Fistelbildung verändert.

Phänomenologie: Was ist zu sehen?

Die Darmwand ist mit ihrer Schleimhaut die größte Grenzfläche des menschlichen Organismus. Ihre Oberfläche wird auf 300 Quadratmeter geschätzt. Damit ist sie größer als die Hautoberfläche. Die Schleimhaut des Verdauungstrakts hat mehrere Besonderheiten. Einerseits hat sie eine hohe Durchlässigkeit, um Nahrungsbestandteile optimal aufnehmen zu können, die der Körper benötigt. Andererseits bildet sie eine Barriere, um das Eindringen von Fremdorganismen wie Bakterien, Viren und Pilzen zu verhindern. Dementsprechend befindet sich der weitaus größte Teil unseres Immunsystems in unserem Darm. Das Immunsystem des Darms entscheidet permanent, was von der Außenwelt in die Innenwelt

---

WICHTIG

Eine Typologie

Trends zu einer bestimmten Typologie sind hier dennoch zu sehen: Menschen mit Morbus Crohn haben die Tendenz zum Selbsterlebnis. Sie sind eher introvertiert und schließen sich von der Außenwelt ab, um eine eigene Innen-

welt zu bilden. Dagegen sind Menschen mit Colitis ulcerosa eher umweltoffen, halten die Einsamkeit nicht gut aus und lassen sich stärker durch die Außenwelt anregen, an die sie sich oft gut anpassen.

---

des Körpers gelangen darf, und was abgewehrt werden muss. Hier vollzieht sich ständig ein für uns unbewusstes, komplexes Wechselspiel, das zahlreichen und verschiedenen Einflüssen unterliegt.

Neben dem genetischen Einfluss auf die Beschaffenheit der Schleimhaut, sind die immunologischen Abläufe, die bakterielle Darmflora und die Art des Darminhalts zu berücksichtigen (Seite 42).

Ätiologie: Die Ursache finden

Das Grundthema von Betroffenen mit chronisch entzündlichen Darmkrankheiten ist die fehlerhafte Begegnung zwischen Innen- und Außenwelt sowohl auf körperlicher als auch seelischer Ebene. Dies ist mithilfe der Dreigliederung des menschlichen Organismus besser zu verstehen, wie sie die Anthroposophie beschreibt. Dies hat dann auch direkte Konsequenzen für die Behandlung.

Aus anthroposophischer Sicht lässt sich der menschliche Organismus nach den dort stattfindenden Prozessen in drei funktionelle Systeme gliedern:
- Das Nerven-Sinnes-System (NSS), das mit Wahrnehmen, Vorstellen und Denken dem gewöhnlichen, tagesbewussten Leben dient.

- Polar dazu das Stoffwechsel-Gliedmaßen-System (SGS), das der körperlichen Regeneration, der Bewegung und dem Wollen dient.
- Zwischen diesen Polen vermittelt das Rhythmische System (RhS) mit seinen Hauptorganen Lunge und Herz, das Ausgleich schafft und die Grundlage für unser Fühlen ist. Dabei hat das Herz eher die Beziehung zum SGS und die Lunge eher zum NSS.

Diese drei Systeme mit ihren Prozessen kommen selbstverständlich überall im Organismus vor, haben aber ihre bevorzugte Lokalisation im Kopf (Nerven-Simmes-System), in der Brust (Rhythmisches System) und im Bauch mit den Gliedmaßen (Stoffwechsel-Gliedmaßen-System).

Die drei funktionellen Systeme im Körper aus anthroposophischer Sicht.

Nerven-Sinnes-System	Rhythmisches System	Stoffwechsel-Gliedmaßen-System
Vorstellen – Denken	Fühlen	Wollen
Kälte	Ausgleich	Wärme
Abbau	Gleichgewicht	Aufbau
Raum	Übergang	Zeit
Vergangenheit	Gegenwart	Zukunft
Form	Harmonie	Chaos
Ruhe	Rhythmus	Bewegung
Wachen (Bewusstsein)	Träumen	Schlafen
Sklerose	Gesundheit	Entzündung
Nerv	Ausgleich	Blut

Jeder der beiden Pole (NSS und SGS) zeigt Einseitigkeiten und würde für sich genommen zu Krankheiten (Verengungen und Entzündungen) führen:

- Nerven-Sinnes-System: Es dient primär der Wahrnehmung und bildet Struktur, baut dabei sekundär lebendige Leibessubstanz ab. Ein Beispiel dafür ist ein starker, heller Seheindruck (in die Sonne schauen), der dazu führt, dass wir zunächst gar nichts mehr sehen. Es dauert eine Zeit, bis der Sehpurpur erneut aufgebaut ist, erst dann können wir wieder sehen.

- Stoffwechsel-Bewegungsprozess: Er bewirkt einen Aufbau von Leibessubstanz und führt dabei sekundär zu einem chaotischen Wachstum und ungeordneten Stoffwechselvorgängen wie z.B. Entzündungen.

WISSEN

Puls-Atem-Quotient

Wie das RhS mit seinen Hauptorganen Lunge und Herz den Ausgleich zwischen den Polen NSS und SGS bis in das Physische hinein schafft, hat die Rhythmusforschung in Form der Chronobiologie, Chronomedizin und Arbeitsmedizin z.B. am Puls-Atem-Quotienten (4:1) deutlich gemacht. Befindet sich der Mensch in einem gesunden Gleichgewicht, kommen auf einen Atemzug vier Herzschläge, z.B. auf 18 Atemzüge 72 Pulsschläge. Untersuchungen haben gezeigt, dass bei einem Absinken des Puls-Atem-Quotienten unter 4:1 die Dominanz des NSS zunimmt und Verkalkungen der Herzkranzgefäße zunehmen.

WISSEN

Ungleichgewicht der Kräfte

Auf dem Boden der funktionellen Dreigliederung des menschlichen Organismus ist der Ausgangspunkt für die Entstehung einer CED in dem Übergriff des NSS auf das Gebiet des SGS zu suchen. Denn damit dringen chronisch verhärtende Prozesse in das Gebiet ein, in dem auflösende, aufbauende und regenerierende Kräfte überwiegen sollen.

Ursache für eine chronisch entzündliche Darmerkrankung ist ein zu tiefes Eindringen des NSS in den Bereich des SGS. Es tritt dort etwas mehr Bewusstsein auf, wo wir schlafen sollten, etwas mehr Ruhe, wo Bewegung vorherrschen sollte und etwas Form, wo das Chaos dominieren sollte. Es kann sogar im SGS zu einer Art kleinen »Kopfbildung« kommen: das sind die epitheloidzelligen Granulome (Ansammlung bestimmter Zellen in den tiefen Schichten der Darmwand) des Morbus Crohn.

Durch den Übergriff des NSS auf das SGS ist die bakterielle Besiedlung des Darms fehlerhaft zusammengesetzt und die Fremdsubstanzen können nicht mehr richtig abgebaut werden. Das kann einen Autoimmunprozess auslösen – eine Reaktion gegen körpereigenes Gewebe.

Pathogenese: Wie verläuft die Krankheit?

Zu welcher chronisch entzündlichen Darmkrankheit das Geschehen führt, hängt davon ab, auf welche Konstitution die »Krankheitsgeste« trifft. Dabei unterscheidet die anthroposophische Medizin zwei polare Konstitutionen: die Hysterie

WICHTIG

Krankheitsgeste

Jede Krankheitsgeste trifft auf eine menschliche Konstitution. Ist diese vermehrt neurasthenisch, verstärkt sie die Krankheitsgeste: Morbus Crohn. Ist sie vermehrt hysterisch, wirkt sie der Krankheitsgeste teilweise entgegen: Colitis ulcerosa. Dazwischen existieren fließende Übergänge. Die Verstärkung des Übergriffs des NSS auf das SGS durch die neurasthenische Konstitution ist der Grund, weshalb Morbus Crohn tiefgreifender schädigt und bis an die Innenwelt (Dünndarm) reicht. Zwei Drittel der Menschen mit Morbus Crohn und ein Drittel der Menschen mit Colitis ulcerosa weisen einen Gewichtsverlust von mehr als zehn Prozent des Normalgewichts auf.

Die zwei polaren Konstitutionen des Menschen.

hysterisch	neurasthenische
Entwicklung	
verträumt	überwach
verlangsamt	frühreif
phantasiebetont	rational
»Nesthocker«	»Nestflüchter«
körperlich und funktionell	
rundlich (konvex)	geformt (Konkav)
Ausatmung	Einatmung
Diarrhö	Obstipation
Haut: feucht, rosig	Haut: trocken, welk, blass
weitsichtig	kurzsichtig
seelisch	
extrovertiert	introvertiert
nachahmend	grübelnd
»ausfließend«	»zentriert«
Denken: wenig strukturiert	Denken: stark strukturiert
Gefühle: stark ausdrückend	Gefühle: zurückhaltend
Tun: überaktiv, ungezielt	Tun: zögerlich, überdenkend
schlecht aufwachen	schlecht einschlafen
Krankheitstendenzen	
Entzündungen in Bauchorganen	chronische Entzündungen im Hals-Kopf-Bereich
Myome	Neuralgien
Reizdarm, Meteorismus, Dyspepsie	Steinbildungen im Stoffwechselbereich, z. B. Gallensteine

und die Neurasthenie, wobei alle Abstufungen dazwischen möglich sind.

Die Hysterie (geht auf Hippokrates zurück) und Neurasthenie (wurde als Symptomenkomplex erstmals vom amerikanischen Neurologen Georg Miller Beard, 1839–1883, beschrieben) waren im 19. Jahrhundert geläufige psychiatrische Begriffe. Sie bezeichneten zwei bestimmte Krankheitsbilder. Heute werden sie in der Anthroposophischen Medizin für zwei polare Konstitutionen verwendet.

Bevor das Krankheitsgeschehen aus Sicht des anthroposophischen Arztes darge-

stellt wird, sollen zwei Krankengeschichten geschildert werden (ziehen Sie dabei die Kapitel Diagnose und Behandlung heran, Seiten 56, 58, 63, wobei ab nun die Bezeichnungen Diagnose und Behandlung nicht mehr vorkommen.)

Zwei Fälle aus der Klinik

Markus

» Abitur geschafft und nun studiere ich.«

Ein 19-jähriger Mann wird in unsere stationäre Behandlung eingewiesen. Er besucht das Gymnasium und will in einem Jahr Abitur machen. In den vergangenen sechs Monaten hat er sieben Kilogramm Körpergewicht verloren und wiegt jetzt noch 55 Kilogramm bei einer Körpergröße von 178 Zentimetern. Das entspricht einem Body-Mass-Index (BMI) von 17 kg/m² (normal: 20–25 kg/m²). Er hat kaum noch Appetit und ist so geschwächt, dass er den Schulbesuch abbrechen musste. Er hatte zwei bis drei breiige Stühle am Tag ohne Blut- oder Schleimbeimengungen.
Bei den Laboruntersuchungen fanden sich Entzündungszeichen mit einem C-reaktiven Protein von 77 mg/l (normal ≤ 5mg/l) und eine Blutarmut mit einem Hämoglobinwert von 11,1 g/ dl (normal 14–18 g/dl) bei einem deutlich erniedrigten Ferritin (Eisenmangel).
Die Spiegelung von Speiseröhre, Magen und Zwölffingerdarm war unauffällig. Auch die feingeweblichen Untersuchungen der Probenentnahmen der Schleimhaut waren unauffällig. Dagegen zeigte sich bei der Endoskopie des Dick-und Dünndarms, dass der Dickdarm zwar in Ordnung, aber das Ende des Dünndarms erheblich chronischentzündlich verändert war. Es lag eine Ileitis terminalis vor. Die ergänzende Kernspintomografie des Bauches wies nach, dass auch der übrige Dünndarm weitgehend durch die chronische Entzündung betroffen war. In der Untersuchung der Probenentnahmen aus der Dünndarmschleimhaut zeigte sich die chronische Entzündung mit epitheloidzelligen Granulomen. Damit war die Diagnose eines Morbus Crohn gestellt. Allerdings ist es oft nicht so eindeutig wie in dieser Situation, zwischen einem Morbus Crohn und einer Colitis ulcerosa zu unterscheiden.
Bei dem ausgedehnten Befall des Dünndarms war nun auch zu verstehen, warum der junge Mann die Nahrungsbestandteile nicht mehr aufnehmen konnte, immer mehr abnahm und schwächer wurde. Denn der Morbus Crohn neigt

dazu, die Darmwände zu zerstören sowie Verengungen (Stenosen) und Fisteln zu bilden. Deshalb muss der chronische Entzündungsprozess unterbrochen werden. Wir haben deshalb dem jungen Mann 40 Milligramm Prednisolon und 150 Milligramm Azathioprin pro Tag verordnet. Zur Begleitung der Kortison-Therapie erhielt der Patient Vitamin D und Kalzium, um der Entwicklung einer Osteoporose vorzubeugen. Zusätzlich gaben wir bei der durch Eisenmangel verursachten Blutarmut Eisentabletten. Nach vier Monaten konnten wir die Therapie mit Kortison beenden, das wir zuvor erst schnell und dann langsamer reduziert hatten. Der junge Mann war bis dahin kräftiger geworden und hatte sein altes Körpergewicht von 62 Kilogramm erreicht. Auch die Entzündungszeichen im Blut hatten sich vollständig normalisiert.

Zusätzlich erhielt der junge Mann folgende Behandlung: einen Melissenöl-Bauchwickel täglich für 15–20 Minuten und Cuprum sulfuricum comp. 3 x 1 Tablette gegen die krampfartigen Bauchschmerzen. Da Bitterstoffe der verhärtenden Tendenz und damit der Stenosebildung des Morbus Crohn entgegenwirken, erhielt der junge Mann Cichorium e planta tota D3-10-10-10-0 Globuli. Als Basismittel gaben wir noch Digestodoron 20-20-20-0 Tropfen, um das SGS zu stärken. Seit vier Jahren ist der Patient mit Azathioprin und der komplementären Behandlung, die immer wieder angepasst wird, stabil. Sein Abitur hat er geschafft und kann nun auch sein Studium gut bewältigen. Seinen eher schmächtigen Körperbau hat der Patient mit gut 70 Kilogramm in einen athletischen gewandelt. Früher hat er sich seine eigene Innenwelt aufgebaut mit sehr wenigen menschlichen Begegnungen. Er hat jetzt deutlich mehr Selbstvertrauen mit vielen sozialen Kontakten und Freunden. ▬

Murat

» Seit zehn Jahren habe ich keine gravierenden Beschwerden mehr.«

Der 48-jährige Mann ist als Beamter überwiegend im Büro tätig. Er ist übergewichtig, bei einer Körperlänge von 172 Zentimetern wiegt er 88 Kilogramm. Das entspricht einem BMI von 30 kg/m^2.

Als er sich in unsere Behandlung begibt, berichtet er von 15–20 blutig-schleimigen Durchfällen pro Tag. Die Diagnostik ergab eine Colitis ulcerosa, wobei der absteigende Ast des Dickdarms massiv entzündet war und viele oberflächliche Geschwüre zeigte. Der übrige Abschnitt des Dickdarms und auch der gesamte Dünndarm waren unauffällig.

Der Patient erhielt jeden zweiten Tag einen Einlauf mit Mesalazin und eine komplementärmedizinische Behandlung. Zunächst erhielt er Mutaflor 100, anfangs täglich eine Kapsel – später zwei. Dieses ist ein sogenanntes Probiotikum. Es reguliert die bakterielle Darmflora durch einen natürlichen Bakterienstamm: Escherichia coli Nissle. Diese mikrobiologische Therapie wurde schon 1918 erfolgreich eingeführt. Außerdem bekam der Patient Bolus alba comp. Pulver, zwei Teelöffel in einem Glas warmen Wassers, über den Tag verteilt zu trinken. Dieses Medikament wirkt gut bei Durchfällen. Ähnlich gut wirkt dreimal täglich eine Messerspitze Stibium metallicum praeparatum D3. Das Medikament sollte nicht länger als drei Monate eingenommen werden. Da bei diesem Patienten zusätzlich Blutabgänge vorlagen, haben wir Marmor D6/Stibium D6 zweimal täglich einem Milliliter subkutan eingesetzt. Dem akuten Schub der chronischen Entzündung sind wir einerseits mit dreimal acht Tropfen Belladonna Rh D3 und andererseits mit Apis mellifica D30, jeden zweiten Tag ein Milliliter subkutan, begegnet. Auch dieser Patient erhielt im weiteren Verlauf Bitterstoffe und Digestodoron. Hier wählten wir als Bittermittel Absinthium D1/Resina laricis D3, dreimal 15 Tropfen. Außerdem erhielt der Patient Musiktherapie und eine Gesprächstherapie. Letztere befasste sich vor allem mit der Frage des Patienten: »Wie kann ich mein weiteres Leben mit dieser Erkrankung gestalten?«

Heute, 20 Jahre später, geht es dem Mann vonseiten der Colitis ulcerosa gut. Endoskopisch ist jetzt nur noch der Enddarm (Rektum) mäßig befallen. Er nimmt einmal pro Woche ein Mesalazin-Klysma und phasenweise Digestodoron und Mutaflor. Gravierende Symptome sind in den vergangenen zehn Jahren nicht mehr aufgetreten. Er kann heute eher einmal »Nein« sagen und lässt sich nicht mehr so leicht beeinflussen. Dazu haben neben der Gesprächstherapie auch Medikamente wie Apis mellifica und Stibium beigetragen. ■

Zum Krankheitsgeschehen

Da die Konstitutionstypen oft nicht einfach gegeneinander abgrenzbar sind, kommt es zu Übergängen und Zwischentönen, die eine Abgrenzung der CED untereinander immer wieder unmöglich machen. Die Abgrenzung wird dadurch erschwert, dass die meist schlecht laufenden Selbstheilungsversuche (= Aktivierung des Stoffwechsels, um durch eine akute Entzündung die chronisch-schleichende Entzündung zu überwinden. Diese Phasen drücken sich als akute Schübe der Erkrankung aus) in ungeordneten Entzündungsprozessen münden, die bei einer hysterischen Konstitution aktiver verlaufen als bei einer neurasthenischen.

Was machen Entzündungen?

Bei den CED handelt es sich um einen chronischen Entzündungsprozess. Aber was ist der Unterschied zu einem akuten Entzündungsprozess?

Stellen wir uns das Eindringen eines Fremdkörpers durch die Haut vor, z. B. eines Holzsplitters. Es löst eine typische Entzündungsreaktion in verschiedenen Schritten aus:

1. Phase: Blutandrang, Schwellung, Rötung, Überwärmung und Schmerz. Die akute Entzündung (seröse Entzündung) beginnt.
2. Phase (fibrinöse Entzündung): Der zu Beginn dynamische Prozess kommt zur Ruhe.
3. Phase (eitrige Entzündung): In dieser Phase versucht der Körper, den Fremdkörper zu verdauen. Die Zellen sterben ab, es kommt zur Eiterbildung. Liegt der Holzsplitter oberflächlich, kann er ausgestoßen werden und es kommt zur Wundheilung mit Narbenbildung.

Liegt der Holzsplitter aber zu tief, um ausgestoßen zu werden, schließen sich weitere Phasen an:

1. Phase (chronisch proliferative Entzündung mit Plasmazellen, Monozyten und Fibroblasten): Der Körper bildet vermehrt Bindegewebe.
2. Phase (granulomatöse Entzündung): Der Körper kapselt den Fremdkörper ab, die Stelle verhärtet und es bildet sich ein Granulom wie eine Gewebekapsel um den Fremdkörper.

Schließlich führt diese chronische Entzündung zu einer Abkapselung des Holzsplitters und zur Granulombildung. Dieses Fremdkörper-(Holzsplitter-)Granulom bleibt ein fremder Ort im Organismus. Er wird ständig versuchen, diesen Fremdling zu verdauen.

Während die akute Entzündung (1. bis 3. Phase) mit der Eiterbildung, Auflösung oder Ausstoßung des Fremdkörpers und Wundheilung beendet ist, kommt es bei der chronischen Entzündung (3. bis 5. Phase) zu einer Fremdkörper-Granulombildung, weil der Fremdkörper verbleibt. Das Granulom ist eine Gewebeneubildung, in dessen Innerem Verdauungs- und Auflösungsprozesse ablaufen, die nach außen von einer verhärteten Gewebekapsel umgeben sind.

Entzündung übertragen auf ...

Unsere Verdauung ist ein modifizierter Entzündungsvorgang. Die Nahrung, die zunächst im menschlichen Organismus fremd ist, wird nach der Aufnahme verdaut, also zerstört und abgebaut. Damit der Verdauungsvorgang leichter möglich ist, leistet der Mensch sogar eine Art Vor-

> ## WICHTIG
> ### Fremdes verdauen
> Gegenüber allem Fremden – materiell und seelisch – betreiben wir eine Art von Verdauung. Menschen mit einer chronisch entzündlichen Darmerkrankung können diesen Verdauungsvorgang nur unvollständig leisten. Im Verlauf der Erkrankung geschieht er sogar an falscher Stelle, beispielsweise an der Darmwand, aber auch an anderen Orten außerhalb des Darmes wie den Gelenken, der Haut und den Augen.

verdauung, etwa durch den Kochprozess (»Entzündung«). Erst wenn die Lebensmittel bis in ihre Grundbestandteile verdaut sind, kann der Körper sie durch die Darmwand, die die Grenze zur Innenwelt bildet, aufnehmen und zu menschlichen Substanzen aufbauen. Alle Stoffe, die er nicht verdauen oder resorbieren kann, nimmt er nicht nach innen auf, sondern scheidet sie nach außen aus.

Das Bild lässt sich auch auf die CED übertragen: Treten Fremdkörper wie Bakterien in die Darmwand ein, tritt unser Abwehrsystem in Aktion und löst eine akute Entzündung aus mit dem Ziel, das Bakterium zu verdauen. Gelingt die Vernichtung des Bakteriums nicht, kann sich der Prozess verselbstständigen und zu einer chronischen Entzündung führen, die die Darmwand weiter zerstört.

Der langwierige, chronische Krankheitsverlauf einer CED wechselt mit akuten und weniger akuten Phasen. Dabei wird der normale Entzündungsprozess umgedreht, der vom flüssigen (humoralen, d.h. Blutandrang mit Schwellung usw.) in den festen (zellulären) Bereich (d.h. Eiter mit Zelluntergang und dann Zellneubildung) führt: Bei der CED sind offenbar die zellulären Elemente (Lymphozyten, Fibroblasten, Granulozyten, Makrophagen usw.) in der Lage, durch die Bildung von Botenstoffen (bei Entzündungen, z.B. Interleukine) und Mediatoren (Übermittler, z.B. Arachidonsäure-Derivate) die chronische in eine akute Entzündung zu überführen, ohne dass es um die eigentliche Verdauung von Fremdkörpern wie Holzsplitter, Bakterien, Viren u. Ä. geht.

Einige Zellen des Immunsystems schaffen sich ihre akute Entzündungsphase also selbst. Im letzten Stadium der chronischen Entzündung, der granulomatösen Entzündung, zeigt sich auch die Tendenz zur Geweneubildung. Diese Tendenz zeigt sich einerseits in der Bildung von epitheloidzelligen Granulomen (Morbus Crohn) und von Pseudopolypen (Ausstülpungen der Schleimhaut bedingt durch die Abheilung der Wunden bei Colitis ulcerosa). Andererseits besteht die Gefahr einer bösartigen Entartung als Kolonkarzinom. Bei der Colitis ulcerosa hängt diese Entwicklung von der Ausdehnung und Dauer ab. Beim Morbus Crohn besteht zusätzlich ein erhöhtes Risiko für ein Dünndarmkarzinom, das aber insgesamt selten vorkommt. Insofern sollte nach einer Krankheitsdauer von acht bis zehn Jahren über eine vorbeugende Misteltherapie (Viscum album) nachgedacht werden.

Bei Colitis ulcerosa treten häufiger eitrige Entzündungen auf. Bei Morbus Crohn überwiegen dagegen die Infiltrate mit Plasmazellen, Makrophagen und Lymphozyten (Granulome). Dies bedeutet: Colitis ulcerosa hat eine Tendenz zur akuten Entzündung und der Morbus Crohn verharrt in der chronischen Entzündung. Akute Entzündungen sind zeitlich begrenzt und neigen anders als chronische Entzündungen zur Selbstheilung . Insofern besteht bei der Colitis ulcerosa eher die Möglichkeit zur Selbstheilung.

Therapiekonzept

Das Therapiekonzept der Anthroposophischen Medizin geht nicht von der Krankheit, sondern dem Menschen mit seiner Krankheit aus, insofern ist es immer individuell ausgerichtet. Da CEDs den ganzen Menschen betreffen – körperlich und seelisch –, wird auch die Therapie ganzheitlich sein. Die anthroposophische Therapie ist nie alternativ, sondern immer komplementär ausgerichtet. Die Möglichkeiten der konventionellen Medizin (auch Schulmedizin genannt) sind Bestandteil des Therapiekonzepts.

Die Ziele der Therapie sind
- zwischen den Polen NSS und SGS zu vermitteln. Dabei wird von einer Anregung des RhS ausgegangen,
- sklerosierende Prozesse auf ihr Feld (NSS) zurückzuführen,
- physiologische Verdauungsprozesse (SGS) zu stärken,
- konstitutionelle Einseitigkeiten auch im Seelischen zu berücksichtigen und zu harmonisieren,
- fehlgeleitete Selbstheilungskräfte zu regulieren.

Das Therapiekonzept umfasst folgende Elemente:
- Medikamente
- äußere Anwendungen wie Einreibungen und Wickel
- Physiotherapie mit zusätzlich Öldispersionsbädern und rhythmischer Massage
- Ernährungsberatung

- künstlerische Therapie, besonders Musiktherapie und Heileurythmie
- Gesprächstherapie und Biografiearbeit

Medikamentöse Therapie

Selbstverständlich werden auch in der Anthroposophischen Medizin alle heute üblichen, chemisch definierten Medikamente eingesetzt, wenn es notwendig ist. Soweit als möglich wird mit Medikamenten aus den Naturreichen (Mineral-, Pflanzen- und Tierreich) gearbeitet. Der Einsatz und die Art der Medikamente (Seite 63) differenziert sich danach, ob ein Morbus Crohn oder eine Colitis ulcerosa vorliegt und in welchem Stadium sich die Erkrankung befindet: in der akuten, subakuten oder in der Remissionsphase. Hinzu kommen symptomatische Medikamente und Viscum album (weißbeerige Mistel), die der Entwicklung einer Krebserkrankung vorbeugen soll.

Nichtmedikamentöse Therapie

Das anthroposophische Therapiekonzept wird aus dem Krankheitsverständnis und den individuellen Besonderheiten entwickelt. Dabei wirken die Therapieverfahren unterschiedlich auf den dreigliedrigen menschlichen Organismus:
- Über den unbewussten Bereich des SGS wirken die Medikamente und auch die

Ernährung. Für die Ernährungsberatung wird verwiesen auf Seite 131.

- Den halbbewussten, träumenden Bereich des RhS erreichen die äußeren Anwendungen, die künstlerischen Therapien und die Heileurythmie.
- Dagegen wirken die Gesprächstherapie und die Biografiearbeit ganz über das Wachbewusstsein des NSS.

Äußere Anwendungen

Die äußeren Anwendungen sind eine Domäne der Pflegenden, die damit durch ihre zusätzlichen Aus- und Fortbildungen einen wichtigen therapeutischen Beitrag für das Gesamtkonzept leisten. Sie kennen eine Fülle von Behandlungen, um von außen auf den menschlichen Organismus zu wirken: Einreibungen, Wickel, Auflagen und Kompressen. Betroffene nehmen diese Behandlungen oft gerne an, weil sie Eigeninitiative möglich machen. Als Beispiel sei die Bauchkompresse mit Melissenöl beschrieben. Melisse wirkt verdauungsfördernd, durchwärmend und krampflösend:

- Es wird ein Baumwolltuch ölgetränkt und angewärmt (z. B. zwischen zwei Wärmflaschen) bis es gut handwarm ist. Dann wird es auf den Bauch gelegt, mit einem Wolltuch abgedeckt und bei Bedarf eine Wärmflasche darauf gelegt. Die Kompresse wir nach etwa 20 Minuten entfernt. Es folgt eine Nachruhe von ebenfalls 20 Minuten. Je nach Indikation können solche Bauchkompressen auch mit Kümmelöl, Oxalis-Essenz oder Kamillentee erfolgen.

- Gut helfen kann auch ein Kupfersalbenlappen. Dazu nehmen Sie Cuprum metallicum 0,4-prozentige Salbe und streichen sie dünn auf ein Baumwolltuch, z. B. ein Stofftaschentuch. Dieses wird auf den Oberbauch gelegt und beispielsweise mit einem Handtuch abgedeckt. Ruhen Sie damit mindestens 15–20 Minuten. Sie können damit auch einschlafen. Diese Anwendung hat eine gute Wirkung bei Bauchkrämpfen, Blähungen, aber auch bei innerer Unruhe und Einschlafstörungen.

Physiotherapie

Ergänzend zur üblichen Physiotherapie gibt es in der Anthroposophischen Medizin besondere Verfahren wie die Öldispersionsbäder und die rhythmische Massage.

Im Öldispersionsbad nach Junge wird durch eine besondere Apparatur das Öl im Badewasser fein verstäubt. Dadurch schwimmt der Patient in den Öltropfen. Das Öl erreicht überall die Haut und dringt über sie ein. Das Öldispersionsbad ist durchwärmend und je nach Ölzusatz z. B. beruhigend (Lavendel) oder stimmungsaufhellend (Johanniskraut).

Bei der rhythmischen Massage wird kein Druck ausgeübt, sondern eher eine Saugbewegung. Dadurch wird das Gewebe belebt und entkrampft. Die mehr gleitenden und schwingenden Bewegungen können Stauungen lösen, wirken beruhigend und ausgleichend und es entsteht wieder ein Strömen der Körperflüssigkeiten.

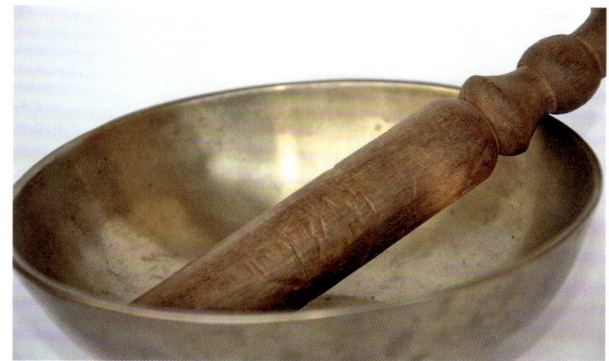

▶ Auch Klänge oder Singen können therapeutische Wirkung entfalten.

Musik und Heileurythmie

Das Thema der Begegnung wird besonders in der Musiktherapie aufgegriffen. Der Patient übt Begegnungen – mit dem Therapeuten, mit der Musik, mit sich selbst, mit seiner Stimme und mit dem Instrument. Bei jeder Begegnung ist das Wichtige, was dazwischen geschieht. Das Entscheidende ist die Eigenaktivität zwischen aktivem Spielen und lauschendem Zuhören.

Die Heileurythmie ist eine Weiterentwicklung der Bewegungskunst Eurythmie. Dabei werden musikalische und sprachliche Elemente in bewusste Körperbewegung umgesetzt. Unter Anleitung von Heileurythmisten (die eine fünfjährige Ausbildung durchlaufen haben) lernen Menschen bestimmte Bewegungsabläufe, z. B. Gebärden für bestimmte Konsonanten, Vokale oder auch Intervalle. Dies wirkt bis in spezielle Körper- und Organ-funktionen anregend oder auch dämpfend. Der Arzt verordnet und begleitet Heileurythmie und Musiktherapie.

Gesprächstherapie – Biografiearbeit

In der Gesprächstherapie findet der vollbewusste Umgang mit der Erkrankung und den eigenen (Un)Möglichkeiten statt. Ziel ist, dass der Betroffene wieder sein eigener Dirigent wird. Die Biografiearbeit ergänzt den Aspekt der eigenen Entwicklung. Sie beschäftigt sich mit Fragen wie: Wer bin ich? Warum habe gerade ich diese Erkrankung? Wie habe ich bisher gelebt und wie will ich in Zukunft leben? Sie wird sich dabei nicht zu lange bei der Vergangenheit aufhalten, sondern versuchen, die Gegenwart aus den Zukunftsimpulsen zu gestalten. Werden bei der Gesprächs- oder Biografiearbeit spezifische Traumata aufgespürt, sollte unbedingt ein Traumatherapeut hinzugezogen werden.

Psychosomatische Kliniken – was sie leisten

Claus Derra, Dimitrios Mainos

»Reha für Kopf und Bauch« – das könnte das Motto der Psychosomatischen Kliniken für die Behandlung Erkrankter mit CED sein. Hier erhalten Sie sowohl körperliche als auch psychotherapeutische Behandlung. Lesen Sie, was Erkrankte in der Rehabilitation erwartet, welche Chancen diese Kliniken bieten und mit welchen Mitteln sie arbeiten.

Das größte Missverständnis gegenüber der Psychosomatik ist leider, dass dort »nur« mit Psychotherapie gearbeitet werde, dass die Erkrankten körperlich nichts Richtiges hätten, dass sie sich ihre Symptome einbildeten – (kann man sich Durchfall einbilden?) – und dass sie eigentlich könnten, wenn sie nur wollten. Der Patient wird der Einfachheit halber selbst verantwortlich für seine Krankheit gemacht.

Psychosomatische Kliniken müssen hohen Ansprüchen genügen. Eine für CED-Betroffene geeignete Klinik soll daher sowohl über eine gute medizinisch-gastroenterologische Kompetenz (entsprechende Fachärzte mit Erfahrung in Ultraschall, Endoskopie, Stoma- und Inkontinenzbehandlung) verfügen, gleichzeitig sollte das therapeutische Team (Ärzte, Psychologen, Pflegepersonal, Sozialarbeiter, Physiotherapeuten, Kunst-, Musik- und Körpertherapeuten) neben den persönlichen therapeutischen Fähigkeiten über ein umfangreiches Wissen über CED verfügen. Ideal wäre es, wenn die Klinik über eine gastroenterologische und psychosomatische Abteilung verfügte, die miteinander eng zusammenarbeiten. Je nachdem wie die Schwerpunkte der Erkrankung beim Einzelnen liegen, könnte

WISSEN

Psychosomatik

Alle diese Vorurteile gegenüber der Psychosomatik sind falsch: Sie beschämen die Betroffenen und entwerten gleichzeitig die sehr anspruchsvolle Aufgabe der Therapeuten, nämlich körperliches und psychisches Befinden immer gleichzeitig zu berücksichtigen. Körper, Seele und die persönliche Lebenssituation beeinflussen zusammen die Krankheitsentwicklung – sowohl positiv wie auch negativ.

eine Aufnahme in die entsprechende Abteilung erfolgen. Zum Beispiel könnte eine Aufnahme in die internistische Abteilung stattfinden, wenn körperliche Beschwerden im Vordergrund stehen (z. B. körperliche Schwäche, Stoma, Inkontinenz). Die psychosomatische Abteilung übernimmt Menschen mit überwiegend psychischen Problemen (z. B. erhöhte Stressanfälligkeit, belastende Lebensereignisse, Konflikte

am Arbeitsplatz und in der Partnerschaft, Depressionen, Ängste). Beide Abteilungen sollten sich dabei wechselseitig unterstützen und zusammenarbeiten. Einen Link zum Verzeichnis spezialisierter Rehakliniken finden Sie im Anhang unter »Rehakliniken«. Zudem können Sie sich für weiterreichende Informationen direkt an den Verband der Selbsthilfegruppen wenden unter info@dccv.de.

Der Weg in eine stationäre Behandlung

Nur ein ganz geringer Teil der CED-Betroffenen wird akut in die psychosomatischen Abteilungen der Allgemeinkrankhäuser aufgenommen. Die überwiegende Mehrzahl kommt stattdessen entweder als Anschlussrehabilitation nach Operationen, Komplikationen im Zusammenhang mit der Erkrankung oder schweren Schüben aus dem Akutkrankenhaus in die Rehaklinik. Oder der Hausarzt beantragt eine Rehabilitation, weil der Krankheitsverlauf sich verschlechtert und zur Einschränkung der Leistungsfähigkeit oder zu belastenden Lebenssituationen geführt hat.

Wer trägt die Kosten?

Der Kostenträger ist in der Regel die Deutsche Rentenversicherung. Auch wenn Betroffene bei der Krankenkasse einen Antrag auf Rehabilitation stellen, verweist man von dort zunächst an die Rentenversicherung. Bei der Genehmigung hat die Rentenversicherung durchaus einen

gewissen Spielraum, auf Wünsche der Patienten einzugehen (Wahl der Klinik, Beginn der Rehabilitation), sofern die gewünschte Klinik wirklich spezialisiert ist auf Darmerkrankungen. Lehnt der Kostenträger die Rehabilitation ab, empfiehlt es sich, zunächst einmal genau zu schauen, ob der Arzt im Antrag wirklich alle medizinischen und rechtlichen Voraussetzungen erwähnt hat (chronischer Krankheitsverlauf, ambulante Behandlungen ausgeschöpft, multimodale Behandlung notwendig, Leistungsfähigkeit erheblich eingeschränkt, von Behinderung bedroht usw.). Informationen dazu finden Betroffene im Internet sowohl bei der Deutschen Rentenversicherung wie auch bei den Selbsthilfeportalen. Eine erneute Stellungnahme des behandelnden Arztes kann dann einen Widerspruch erfolgreich unterstützen. Auch die gewählten oder zugewiesenen Kliniken können bei Fragen helfen. Wenn die Entfernung nicht zu groß ist, könnte vorher ein Wochenendausflug mit der Familie allen einen ersten Eindruck von der Klinik vermitteln. Immerhin begibt man sich für fünf Wochen oder länger mit seinen persönlichen und bei Darmkrankheiten oft intimen Problemen in fremde Hände. Ein vorheriger Besuch oder sogar ein Vorgespräch kann sehr viele Ängste abbauen und ein erstes Vertrauen schaffen.

Was erwartet den Patienten in der Klinik?

Für viele Betroffene ist die Anreise in die Klinik mit der bangen Frage verbunden: Was kommt da auf mich zu? Gleichzeitig ist es für die meisten sehr entlastend, einmal aus ihren sonstigen alltäglichen Beziehungen und Belastungen herauszukommen. Denn sie müssen hier keine Arbeitsleistung erbringen, nicht einkaufen, kochen, spülen, putzen. Sie werden rundum versorgt, allenfalls müssen sie die verschwitzte Wäsche in der zweiten oder dritten Woche einmal waschen. Sie müssen sich nicht um andere kümmern, können das Handy ausschalten und endlich einmal für niemanden erreichbar sein.

Ein anderer Rhythmus

Menschen, die gut loslassen können, genießen diese Freiheit von Anfang an. Andere wiederum tun sich erstaunlich schwer damit, einmal aus ihrem Hamsterrad herauszukommen. »Frau Doktor, jetzt bin ich schon zwei Stunden in der Klinik und habe noch keine Anwendung, ich habe doch nur fünf Wochen Zeit!« Die Einstellung auf den Klinikrhythmus überfordert vor allem die Darmpatienten, die sehr gewohnt sind, alles in ihrem Leben selbst kontrollieren zu können. Die Anpassung an den Tagesablauf, die veränderte Ernährung, die mögliche Umstellung von Stuhlgangsgewohnheiten, der Kontakt mit vielen fremden Menschen, die ersten therapeutischen Gespräche, die psychologischen Fragebögen – all dies kann anfangs eine erhebliche Herausforderung sein und auch zu Konflikten führen. Ist das hier nicht der gleiche Stress wie zu Hause? Könnten die nicht die Räume besser ausschildern, dass man nicht so im Haus umherirrt? Mein Therapieplan hat zu viele Lücken! Warum gibt es morgens kein Bircher-Müsli? Warum ist der Raucherplatz so weit weg von der Klinik? Warum muss ich eine Einführung ins Ergometertraining bekommen, ich kenne mich doch schon aus? Warum beginnt das Autogene Training erst in der zweiten Woche? Gruppentherapie – das ist nichts für mich! Ich brauche aber wenigstens drei Einzelgespräche pro Woche! Auf alle diese Fragen und Probleme ist das therapeutische Team einer psychosomatischen Klinik natürlich gut eingestellt und es ist sinnvoll, wenn die Erkrankten ihre Bedürfnisse aussprechen, auch wenn sie oft vorwurfsvoll klingen. Betroffene sollten sich aber auch darauf einstellen, dass die Klinik natürlich nicht alle speziellen Wünsche erfüllen kann.

Eine andere Ernährung

Als besonders problematisch erleben viele Menschen die veränderte Ernährung. Auch wenn sich die Diätassistentinnen der Klinik besonders anfangs Mühe geben, individuelle Ernährungsgewohnheiten zu berücksichtigen. Aber es sind oft schon kleine Änderungen der Mahlzeiten, die dem Einzelnen sehr zu schaffen machen können. CED-Betroffene haben zur besseren Kontrolle ihres Stuhlgangs nicht selten sehr eigenwillige Ernährungsrituale entwickelt, z. B. die erste Mahlzeit des Tages erst nach der Arbeit um 15 Uhr. Solche Rituale entstehen aus der Not heraus und werden nicht gerne anderen Menschen gegenüber offengelegt. Viele schämen sich, dass sie sich nicht »normal« wie andere ernähren können, zumal sie dann oft die Reaktion erwarten: Das kann doch nicht gesund sein, das tut dem Darm doch bestimmt nicht gut! Auch hier müssen alle Mitglieder des therapeutischen Teams einfühlsam mit den Fragen nach Ess- und Stuhlgangsgewohnheiten umgehen und wissen, dass die Details für den Betroffenen beschämend sein können. Wer erzählt denn gerne, dass er inkontinent ist oder aus Angst vor unbeabsichtigtem Stuhlabgang seit Jahren keine Sexualität mehr ausüben kann?

Einzel- und Gruppentherapie

Um solche intimen Bereiche der Persönlichkeit zu würdigen, ist es wichtig, dass bei der ärztlichen Aufnahme, bei den ersten Kontakten mit dem für den Betroffenen zuständigen Psychotherapeuten, bei Gesprächen mit Pflegepersonal, Diätassistenten und Sporttherapeuten schnell eine tragfähige vertrauensvolle Beziehung entsteht. Alle Mitarbeiter unterliegen der Schweigepflicht. Niemand wird in den Sitzungen des therapeutischen Teams für den Betroffenen beschämende intime Details breittreten.

Therapiesitzungen

Während die Einzelbehandlung im ambulanten Bereich im Vordergrund steht, ist die psychosomatische Rehabilitation durch verschiedene Formen der Gruppentherapie geprägt. Dazu gehören etwa die Informationsgruppe »Crohn/Colitis«, die Inkontinenzgruppe, die Stomagruppe, die Gruppe »Krankheit aktiv bewältigen«, die Reizdarmgruppe und das Nichtrauchertraining. Sie haben neben der fachlichen therapeutischen Leitung auch einen Selbsthilfeaspekt. In diesen Gruppen treffen Erfahrene mit langer Krankheitsgeschichte und neu Erkrankte aufeinander und schaffen meist ein gutes und unterstützendes Arbeitsklima.

Die Befürchtung, dass die »Frischlinge« durch den nicht selten schwierigen Krankheitsverlauf der »alten Hasen« abgeschreckt werden und unnötige, zusätzliche Ängste entwickeln, ist völlig unbegründet. Im Gegenteil – die »alten Hasen« haben manchmal sehr clevere Möglichkeiten des Umgangs mit der Krankheit entwickelt, auf die manchmal nicht einmal der erfahrene Arzt selbst kommt.

Die stationäre Psychotherapie im engeren Sinne umfasst Einzelgespräche (üblicherweise einmal 45 Minuten oder zweimal 25 Minuten pro Woche), Gesprächsgruppe (dreimal 100 Minuten oder fünfmal 60 Minuten pro Woche), die sogenannten nonverbalen Kreativtherapien (Kunst- oder Musiktherapie), die Körperwahrnehmungstherapien, angelehnt an die konzentrative Bewegungstherapie, sowie das Erlernen eines Entspannungstrainings (Autogenes Training, progressive Entspannung nach Jacobson oder Atementspannung). Alle Therapien können als Einzel- oder Gruppentherapie durchgeführt werden – in der Klinik zumeist in der Gruppe. Obwohl es sehr praktisch ist, viele Teilnehmer auf einmal in der Gruppentherapie durch einen Therapeuten zu behandeln, geschieht dies nicht primär aus ökonomischen Gründen. Gruppentherapien ermöglichen dem Betroffenen vielmehr ein intensiveres und reichhaltigeres Erleben. Dadurch sind sie wesentlich effektiver als die Einzeltherapie.

Vier Aspekte kommen in der Gruppe hilfreich zusammen:

1. Ich kann erleben wie ich mich fühle, wenn ich mit anderen Menschen zusammen bin und mit ihnen in Kontakt trete. Ich erlebe dabei auch, wie mein Bauch in verschiedenen Situationen reagiert und diese Form der Aufmerksamkeit kann mir helfen, neue Erfahrungen zu machen.

2. Ich erlebe, wie andere auf mich reagieren und bekomme (unter therapeutischem Schutz) Rückmeldungen, die mich nicht kränken, sondern die mir hilfreich sind. Im Gegensatz zu meinen sonstigen Alltagsbeziehungen zu Hause ist mein Gegenüber in der Gruppe unbefangener und »ehrlicher« zu mir.

3. Ich kann beobachten, wie andere miteinander in der Gruppe umgehen. Dadurch habe ich die Möglichkeit, neue Formen des zwischenmenschlichen Miteinanders kennenzulernen und ich kann hören, wie andere Menschen sich dabei fühlen.

4. Ich kann meine neuen Erfahrungen und Erkenntnisse durch eigenes Handeln ausprobieren (sogenanntes Probehandeln), ohne dass gleich schwierige Konsequenzen entstehen. Wenn ich mich z. B. noch nie getraut habe, einem anderen Menschen direkt meinen Ärger zu zeigen, kann ich das in der Gruppe bei passender Gelegenheit ohne Gefahr einbringen, denn der Gruppentherapeut schützt mich und den anderen.

Gruppentherapie bietet somit einen sozialen Raum für neue Erfahrungen, der für die oft eher zurückgezogen lebenden CED-Betroffenen einen besonderen Wert darstellen kann. Die Betroffenen sollten sich im Gruppenraum in die Nähe der Tür setzen, damit sie die Gruppe ohne Aufsehen jederzeit zu einem Toilettengang verlassen können.

Kreativgruppen

Während die Gesprächsgruppen dem Bewusstwerden von Problemen und ihren Lösungsmöglichkeiten dienen, wird durch die Kreativtherapie der persönliche Gestaltungsspielraum neu entdeckt und erweitert. Es kommt nicht auf künstlerische Gestaltung an, also darauf, besonders »gut« zu sein, sondern auf die Möglichkeit, sich spontan mit Farben, Ton, Speckstein oder einfachen Musikinstrumenten auszudrücken. Gemeinschaftliche Gruppenarbeiten oder das musikalische Zusammenspielen in der Gruppe stellen oft für die beteiligten Patienten ein besonders intensives Erlebnis dar.

Alle diese Therapieelemente »leben« natürlich durch die fachliche Qualität und die persönliche Kompetenz der jeweiligen Therapeuten und deren Zusammenarbeit. Der wesentliche Träger der Behandlung in der Klinik ist daher das therapeutische Team. Der Erkrankte wird dadurch von Fachleuten aus verschiedenen Berufsgruppen gleichzeitig behandelt. Das

> ### WICHTIG
> #### Freunde werden
> Die Wahrnehmungstherapie fördert den positiven Bezug zu eigenen Körpervorgängen in Ruhe und in Bewegung. Man könnte hier das Motto »Freundschaft mit dem Körper schließen« nennen. Die Möglichkeit der »Freundschaft mit dem Bauch« ist für viele CED-Betroffene eine ganz neue und ungewohnte, aber hilfreiche Idee.

Wichtige dabei ist, dass die Behandler regelmäßig miteinander reden und damit den individuellen Therapieverlauf gut aufeinander abgestimmt gestalten können. Alle sollten an einem Strang ziehen, dem Betroffenen keine unterschiedlichen Informationen vermitteln oder gar gegeneinander arbeiten. Aus Zeitgründen wird ein Team dabei nur die Grundzüge der Behandlung festlegen. Details werden dann die einzelnen Therapeuten direkt mit dem Patienten besprechen.

Was leistet die Klinik, was nicht?

Anfangs erfolgt bei jedem Erkrankten die Abklärung und Einschätzung des körperlichen Status, eine gute medizinische Betreuung steht auch auf der Wunschliste der Betroffenen ganz oben. Das therapeutische Team wird deshalb alle relevanten Aspekte der bisherigen Behandlung betrachten. Dazu gehört z. B. die bisherige Diagnostik zu überprüfen, möglicherweise die medikamentöse Therapie zu verbessern, einen individuellen Behandlungsplan zu erstellen. In Einzelfällen und bei Bedarf erfolgt eine Beratung zur Ernährung und besseren Alltagsbewältigung, zu Inkontinenz, Stomapflege, Kolonmassage, Bädern usw.

Zu den allgemeinen Therapieprinzipien gehören:

- Diätberatung und Ernährungstherapie, Medikamente, Spezialkost
- Beratung bei Verdauungshygiene und Stuhlgangsgewohnheiten
- Informationsgruppe zur besseren Krankheitsbewältigung
- Sport- und Bewegungstherapie zur allgemeinen Verbesserung des körperlichen Zustandes
- Stressbewältigungstraining und Entspannungsverfahren
- Tagesrhythmus mit Entspannung, Ruhe und Schlaf

Die spezifischen psychotherapeutischen Ansätze wurden oben ausführlich dargestellt. Darüber hinaus werden im Einzelfall weitere Therapieelemente und Beratungsangebote notwendig:

- Beratung und Unterstützung bei sozialen Problemstellungen (z. B. Klärung möglicher Schwerbehinderung, Veränderung bestimmter Arbeitssituationen, stufenweise Wiedereingliederung nach längerer Krankschreibung, innerbetriebliche Umsetzung, berufliche Weiterqualifikation, Berentung, Finanzierung von Pflege u. Ä.)
- Sexualberatung, Paar- und Familiengespräche
- fachärztliche Konsiliaruntersuchungen (z. B. Orthopädie bei Gelenkbeschwerden, Augenarzt bei Augenproblemen im Rahmen der CED)
- Behandlung schwerer psychischer Störungen mit ungünstigem Einfluss auf die Darmerkrankung (Suchterkrankungen, Angststörungen, Depressio-

nen, Persönlichkeitsstörungen, Essstörungen, Zwangserkrankungen) sowie Verhaltensstörungen wie Nikotinmissbrauch
- differenzierte sozialmedizinische Einschätzung der Leistungsfähigkeit
- Klärung der ambulanten Weiterbehandlung, Unterstützung bei der Psychotherapeutensuche

Trotz dieser schematischen Auflistungen der Therapieelemente muss bei jedem einzelnen Menschen die »Dosis« von medizinischer und psychotherapeutischer Behandlung individuell festgelegt werden. Hier liegt die eigentliche Kunst der psychosomatischen Behandlung.

Psychosomatische Klinik – was leistet sie nicht?

Die Klinik und das therapeutische Team können in den wenigen Wochen der stationären Rehabilitation natürlich nicht alle Ziele und Wünsche des Betroffenen erfüllen. Aber sie werden einen Anfang machen. Auch kann es vorkommen, dass sich das Krankheitsbild während des Aufenthaltes nicht bessert, sondern verschlechtert. Erkrankte können auch durch die Belastungen in der Rehabilitation z. B. in einen Schub kommen.

Am schwierigsten ist für das therapeutische Team der Umgang mit grundsätzlich unrealistischen Erwartungen. Die Klinik wird nicht selten als eine Art Zufluchtsort gesehen, an dem jetzt die bisherigen Enttäuschungen und Kränkungen wieder gut gemacht werden sollen. »Ich habe immer nur für andere etwas getan, endlich möchte ich mal gut versorgt werden, alle sollen jetzt für mich da sein, ich möchte nur meine Ruhe, keine Verantwortung …« Das sind (zu) hohe Erwartungen, die naturgemäß erneut enttäuscht werden.

Oft wird der soziale Handlungsraum der Klinik auch als ein paradiesischer Ort der Schuldlosigkeit und Verantwortungsfreiheit missverstanden: »Ich kann endlich einmal machen, was ich will, ich muss keine Rücksicht auf andere nehmen, auf diese freie Entfaltung habe ich immer gewartet, die Moralvorstellungen der Gesellschaft zählen hier nicht …« Manchmal sind Betroffene auch unzufrieden mit den sozialmedizinischen Leistungen. Sie meinen, ihnen stünde ein höherer Grad der Behinderung zu oder sie müssten generell mehr Unterstützung von außen erhalten. Sie übertragen das oft auf die Klinik und sehen sie als Agent eines ungerechten Sozialsystems, sie machen die Ärzte zum »Sozialbüttel«, der nur die Anweisungen der Rentenversicherung erfüllt. Es ist dann manchmal schwer zu erklären, dass nicht die Klinik über die Rente entscheidet. Wer in der Rehabilitation solche Gefühle bei sich findet, sollte das Gespräch suchen. Das ist im Einzelfall bei all diesen (Fehl-)Erwartungen die sinnvollste Lösung! Denn grundsätzlich stehen Ärzte und Therapeuten auf der Seite des Betroffenen. Sie finden auch in schwierigen Situationen Ideen für mögliche Lösungen, die dann während der Zeit in der Klinik erörtert werden können. Auch für Überlegungen zum Umsetzen in die Praxis nach der Reha ist der Schutzraum der Klinik hilfreich.

Salutogenetische Aspekte

Die medizinische Versorgung folgt üblicherweise pathogenetischen Konzepten (Pathogenese = wie entsteht Krankheit). Sie fragt also: Was läuft schief? Was ist bei mir nicht in Ordnung? Was mache ich falsch? Dieser Ansatz ist zwar für die Behandlung von Darmerkrankungen ganz wichtig, führt aber nicht zu einem besonders guten Lebensgefühl. Der salutogenetische Ansatz (Salutogenese = wie entsteht Gesundheit) stellt die Frage: Was machen Gesunde richtig, dass sie gesund bleiben? Pathogenese und Salutogenese können sich daher bestens ergänzen und zu einem verbesserten Lebensgefühl beitragen. Die Zeit und die besondere Atmosphäre in einer psychosomatischen Klinik wird daher auch von vielen Betroffenen im salutogenetischen Sinne zu einer allgemeinen Standortbestimmung im Leben genutzt: Was habe ich bisher erreicht? Was ist mir gut gelungen? Worauf bin ich stolz? An welche Situationen erinnere ich mich gerne zurück? Was habe ich für Fähigkeiten, auf die ich stolz bin? Welche Fähigkeiten möchte ich weiterentwickeln? Welche Menschen sind mir wichtig? Wer vermisst mich jetzt? Wen hätte ich gerne jetzt bei mir? Mit wem würde ich gerne wieder einmal Kontakt aufnehmen? Welche Ziele plane ich für die Zukunft? Gibt es Träume, die ich trotz Krankheit entwickeln kann? Wo gehöre ich hin? Wo bin ich zu Hause? Wie bin ich auf dieser Welt verwurzelt?

Salutogenetische Ansätze können zwar die Entstehung von Krankheiten nicht verhindern, ihre Bedeutung für die körperliche und seelische Stabilität ist jedoch besonders für chronische Krankheiten gut bestätigt. Dazu gehören beispielsweise ein tägliches Pensum von 15 bis 30 Minuten rhythmischer Bewegung für den ganzen Körper (walken, Fahrrad fahren oder schwimmen), sich Zeit nehmen für eine ausgewogene, genussvolle Ernährung sowie kleine Momente der Entspannung und der Achtsamkeit über den Tag verteilen. Dies alles wirkt stressmindernd, schafft Ausgleich, verändert das Gefühl für den eigenen Körper und stärkt die Widerstandsfähigkeit. Salutogenese ist aber kein Trainings- oder Beschäftigungsprogramm, sondern arbeitet mit dem Prinzip der Achtsamkeit: Ich nutze das, was ich gerade erlebe, um mich besser zu fühlen. Dabei ist es natürlich nicht notwendig, den ganzen Tag salutogenetisch zu gestalten, sondern es genügen oft kurze Momente. Achtsamkeit, Widerstandsfähigkeit und Sinnhaftigkeit werden mit Gelassenheit und Geduld entwickelt.

Tipp

Diese Überlegungen werfen die Frage der Sinnhaftigkeit der eigenen Existenz auf, diese Frage ist nach wissenschaftlichen Erkenntnissen der wichtigste und stärkste allgemeine Gesundheitsfaktor.

Neben diesen praktischen täglichen Aktivitäten ist es darüber hinaus sehr gesundheitsförderlich, wenn es uns gelingt, gute Beziehungen zu anderen Menschen aufzunehmen – oft genügen wenige, wirklich gute und verlässliche Freunde. Im Kontakt und in Gesprächen mit anderen Menschen liegt naturgemäß eine Stärke der psychosomatischen Rehabilitation. Auch Selbsthilfegruppen sind salutogenetisch orientiert und damit für alle Betroffenen eine gute Unterstützung.

Psychotherapie in ambulanter Praxis

Georg Tecker

Psychotherapeutische Begleitung kann einem CED-Erkrankten dabei helfen, sich selbst, seine Krankheit und eigene Geschichte besser zu verstehen. Ein Aspekt ist auch die Hypnose, denn sie wirkt regulierend auf das Immunsystem und hilft, Stress abzubauen. Die begleitete Beschäftigung mit sich selbst führt oft zu einer gelasseneren Haltung des Erkrankten.

Psychotherapie wird zunehmend am Wohnort von betroffenen Menschen angeboten. Da eine chronisch entzündliche Darmerkrankung erhebliche Auswirkung auf viele Lebensbereiche hat, bietet sie eine gute Möglichkeit, Lösungen zu finden und damit manchem Klinikaufenthalt vorzubeugen oder ihn zu begleiten. Der Betroffene kann dadurch in seinem Lebensumfeld bleiben.

Durch das im Jahre 1999 in Kraft getretene Psychotherapeutengesetz hat sich die Zahl der Psychotherapeuten stark erhöht, die mit allen Krankenkassen abrechnen können. So wurde auch der Gleichwertigkeit von körperlichen und seelischen (Anteilen von) Erkrankungen Rechnung getragen. Für betroffene Menschen ist es heutzutage leichter als je zuvor, qualifizierte psychotherapeutische Hilfe zu erhalten. Dabei besteht ein Erstzugangsrecht zum Psychotherapeuten. Der Betroffene muss nicht erst zum Hausarzt gehen, sondern er vereinbart direkt einen Termin mit dem Psychotherapeuten.

Nun ist nicht für jeden Menschen mit einer CED-1 eine Psychotherapie angezeigt. Anzuraten ist sie aber bei schweren Krankheitsverläufen, Lebenskrisen oder Leidenszuständen (Burn-Out, Depressionen, Ängste). Eine wichtige Vorbedingung für jede Psychotherapie ist die Bereitschaft des Betroffenen, über seine Probleme zu sprechen.

WISSEN

Psychotherapeuten

Im Gesundheitssystem arbeiten derzeit vor allem Psychologen und in geringerem Umfang Ärzte als (ärztliche und psychologische) Psychotherapeuten. Als Kinder- und Jugendlichenpsychotherapeuten arbeiten häufig auch (Sozial-)Pädagogen. Deren Adressenlisten erhalten Betroffene über ihre Krankenkasse. Es gibt jedoch auch Psychotherapeuten nach dem Heilpraktikergesetz, die nicht über die gesetzliche Krankenkasse abrechnen können.

Geeignete Therapie suchen und finden

Jeder, der eine Therapie starten möchte, sollte vorher für sich klären: Hat der Therapeut eventuell Erfahrungen mit chronischen Erkrankungen? Möchte ich einen Mann oder eine Frau als Therapeuten? In welcher Therapieschule oder Richtung hat der Therapeut Erfahrungen? Das wichtigste Auswahlkriterium ist – nach meiner Ansicht – die persönlich tragfähige Beziehung, die sich allerdings erst durch persönlichen Kontakt prüfen lässt. Betroffene haben die Möglichkeit, ein Erstgespräch mit verschiedenen Psychotherapeuten zu vereinbaren, um eine gute Entscheidung für sich zu treffen.

Der erste Kontakt erfolgt auf Initiative des Ratsuchenden meist über das Telefon, um ein Erstgespräch zu vereinbaren. Viele Therapeuten haben gegenwärtig erhebliche Wartezeiten (mehrere Monate). Es ist daher sinnvoll, sich möglichst frühzeitig um einen Therapieplatz zu kümmern und sich auch während der Wartezeit immer wieder telefonisch zu melden. Das Erstgespräch ist eine Möglichkeit des Kennenlernens, bei dem sich prüfen lässt, inwieweit sich Vertrauen entwickeln und gemeinsam ein neuer Zugang zur Krankheit und ihren Folgen entdecken lässt. Für den Betroffenen ist von zentraler Bedeutung, ob er sich richtig und gut verstanden fühlt und Wertschätzung und Kompetenz beim Therapeuten erlebt, auch Sympathie ist ein wichtiger Faktor. Der Betroffene kann nicht nur seine Situation darstellen, sondern auch gezielt erkunden, welche Kenntnisse der Therapeut hat, wie seine therapeutischen Angebote aussehen und in welcher Weise die Therapie abläuft. Um den Klärungsprozess zu vertiefen, stehen weitere Probesitzungen zur Verfügung.

WISSEN

Therapieformen

Im Kassensystem sind derzeit (März 2013) vom wissenschaftlichen Beirat der Bundesärztekammer nur die Psychoanalyse und die von ihr abgeleitete tiefenpsychologisch fundierte Psychotherapie sowie die Verhaltenstherapie als wissenschaftlich anerkannt. Die Gesprächspsychotherapie, Familientherapie, Gestalttherapie und Körperpsychotherapie sind unterschiedlich weit in ihren Bemühungen um eine wissenschaftliche Anerkennung und haben als »humanistische Verfahren« Ende des Jahres 2012 einen Antrag auf wissenschaftliche Anerkennung gestellt. Manche der oben erwähnten Kassenpsychotherapeuten haben aber in diesen noch nicht anerkannten Verfahren Erfahrungen oder Ausbildungen nach eigener Neigung ausgewählt und abgeschlossen und bieten diese Verfahren zusätzlich an.

Für mich als Behandler dienen das Erstgespräch und die Probesitzungen dazu, Wünsche und Bedürfnisse des Betroffenen, seine Eigenmotivation und die bereits vorhandenen Einsichten in die Wechselwirkungen zwischen seelischen und körperlichen Reaktionen zu klären. Zentrale Fragen sind dabei eventuelle Zusammenhänge zwischen der Lebensgeschichte und der gegenwärtigen Problematik und das Vorhandensein sogenannter Ressourcen.

Ressourcen aktivieren. Ressourcen sind die »gesunden Anteile« des Betroffenen. Das, was in der Vergangenheit vielleicht »gut gelaufen« ist, die bisher erfolgreich verlaufenen Formen der Konflikt- und Krisenbewältigung, die Fähigkeiten und Stärken. Hat es schon einmal ähnliche Phasen, Erlebnisse, Probleme gegeben, und wie sind sie damals gelöst worden? Kann auf konkrete Kompetenzen zum Lösen schwieriger Aufgaben zurückgegriffen werden, die »nur« noch wieder-erinnert, aktiviert werden müssen? Diese Sichtweise stärkt das Selbstbewusstsein und fördert die Selbstständigkeit.

Aus allen Informationen und Eindrücken versuche ich mir zunächst einmal ein grobes Bild zu verschaffen und erste Hypothesen zu stellen: Gibt es ähnliche Probleme im Leben des Betroffenen, lassen sich Reaktions- oder Problemlösemuster erkennen? Bei Entzündung achte ich darauf, ob es etwas im Leben gibt, wo es »brennt«? Oder bei Durchfall: Ob es etwas gibt wie Angst »durchzufallen«? So ergeben sich häufig entsprechende Bilder, die sich wie ein roter Faden durch das Leben der Betroffenen ziehen und es wichtig sein lassen, sie zu bearbeiten.

Als wichtig empfinde ich die Frage, welche Ziele der Klient in der Therapie erreichen möchte und mich zu prüfen, ob und womit ich diese Ziele, diesen Prozess des Erreichen-Wollens unterstützen kann. Möchte jemand sein gesamtes Leben neu ordnen oder geht es um Hilfe beim Lösen eines begrenzbaren Problems? Welche Ziele sind im Rahmen meines Wissens und Angebotes realistisch erreichbar, welche zusätzlichen Hilfen benötigt der Klient? Auf diese Weise entwickeln wir gemeinsam ein »Arbeitsbündnis« für die weitere Behandlung.

Beispiele für Ziele sind
- mit Schmerzen und körperlichen Einschränkungen zurechtkommen
- Symptome wie Durchfall lindern
- mit der körperlichen Behandlung und Nebenwirkungen zurechtkommen
- das Selbstwertgefühl fördern, die eigene Kompetenz erhalten
- Beziehungen befriedigend gestalten
- gesünder werden
- mit Unsicherheit besser umgehen

Weiterhin ist in den Probesitzungen zu klären, ob eine Einzel- oder Gruppentherapie durchgeführt werden soll. Stärker von der Erkrankung betroffene Menschen wünschen meist eine Einzeltherapie. Meist vereinbare ich wöchentlich einen Termin von 50 Minuten, in Krisenzeiten biete ich auch (telefonische) Notfallhilfe an. Bisweilen ist es sinnvoll, Angehörige oder den Partner während der Probesitzungen oder in die Therapie einzubeziehen. Obwohl Psychotherapie zielorientiert ist, gibt es inhaltlich keinen vorgeschriebenen oder festen Ablauf. Der Betroffene ist aus freien Stücken da und spricht das an, was ihn beschäftigt.

Vorgehensweisen in der Psychotherapie

Der Ablauf der Psychotherapie muss sich an den Bedürfnissen des Klienten orientieren. Als tiefenpsychologisch fundiert arbeitender Therapeut gehe ich von meinem Erfahrungswissen und meiner Intuition aus. Für mich geht es in der therapeutischen Beziehung weniger um eine Technik als um eine Haltung, weniger um eine Strategie, etwas zu erreichen als um eine Atmosphäre. Indem der Betroffene nicht nur gesehen wird als Mensch mit einem Problem, sondern als ganzer Mensch, kann er sich öffnen für sein So-Sein. Zu Beginn möchte der Betroffene am liebsten, dass sein Symptom sofort verschwindet. Indem er sich einlässt, auf sich – und sein Sein –, kann er tiefere Schichten seines So-Seins verstehen. In dem Moment

WISSEN

Wer zahlt was?

Inklusive Erstgespräch sind im Kassensystem bis zu fünf Probesitzungen vorgesehen. Sofern weder vonseiten des Klienten noch des Therapeuten Bedenken an der Fortsetzung der Psychotherapie bestehen, wird ein Antrag an die Krankenkasse zur Kostenübernahme gestellt. Es können in Absprache mit dem Betroffenen 25 (Kurzzeit-) oder 50 Stunden (Langzeit-)Einzeltherapie zu jeweils 50 Minuten oder eine Gruppentherapie von 25 oder 40 Doppelstunden beantragt werden.

des Selbstkontaktes fühlt er sich nicht mehr so ausgeschlossen und unverbunden – mit sich und dem Leben um ihn herum. Indem der Betroffene wieder Anschluss findet an seinen Wesenskern und seine Kraft, kann er ein immer tieferes Vertrauen in sich finden und sich so besser einsetzen, um seine Lebensziele und auch seine selbst gesteckten Therapieziele zu erreichen.

Lydia

» Ich leiste mir Pausen, wenn nötig.«

Für mich stellte sich irgendwann die Frage, was wichtiger ist: Nach eigener Lust und eigenen Empfindungen zu leben oder Vereinbarungen wie gehetzt einzuhalten. Besuche abzusagen ist zwar unangenehm bei Leuten, die auf Formalitäten Wert legen, für mich ist es aber besser, sich seltener zu sehen und zwar dann, wenn es mir gut geht. Bei Freunden und auf Partys halte ich vielleicht nicht mehr durch bis Mitternacht. Früher setzte ich eine Leidensmiene auf und dachte: So, nun ist die Höflichkeitsnorm erfüllt – und bin dann erst gegangen. Heute versuche ich zu sagen, wie es ist. Etwa, dass ich mich langweile oder einfach nicht mehr da sein will. Für mich sind Widersprüchlichkeiten und Selbstzweifel wichtiger als Gradlinigkeit und Ausblenden. Auch wenn es manchmal schwierig ist, Schwäche zu zeigen. Indem ich mich selbst akzeptiere, kann ich auch meine Bedürfnisse besser ausdrücken. So fühle ich mich der Krankheit auch nicht mehr so ausgeliefert. Ich leiste mir auch Pausen. Ich habe begonnen, auf meinen Körper zu hören.

In der Arbeit ist für mich als Therapeut wichtig, so wenig Vorgaben wie möglich zu machen, dem Klienten helfen zu erkennen, ihm das Wortefinden zu überlassen. Eine Erkenntnis, die der Betroffene selbst formuliert, ist viel wichtiger als das, was ich formuliere. Dazu gehört, den Betroffenen möglichst bald eine eigene Kompetenz in der Beantwortung von Fragen zuzugestehen.

Von den etwa 50 Betroffenen, die in den vergangenen 20 Jahren zu mir in Einzel- oder Gruppentherapie kamen und bis zu vier Jahren blieben, kamen die meisten in einer Zeit stärkerer Beschwerden und aktiverer Krankheitserscheinungen. Die meisten von ihnen befanden sich zu diesem Zeitpunkt in Lebensphasen, in denen sie sich generell unter starkem Druck befanden, was offensichtlich zu einer Verschlimmerung der Darmbeschwerden führte. Aufgrund dessen wird der Umgang mit Leistungsdruck, seelischer Anspannung und Stress erfahrungsgemäß im Zentrum der Therapiearbeit stehen. Hieraus entwickelt sich ein erstes Verständnis über psychosomatische Zusammenhänge und Wechselwirkungen.

Wenn sich der Einzelne mit seinen Verhaltensweisen in Drucksituationen auseinandersetzt, kann er etwas erfahren über die lebensgeschichtlichen Ursprünge seiner Gefühls- und Handlungsmuster, die eigenen Erwartungen an sich und andere, die manchmal zur Überforderung führen und welche Änderungsmöglichkeiten es gibt. Er kann erkennen und lernen, zu akzeptieren, dass er – so wie jede Person – aus unterschiedlichen Persönlichkeitsanteilen besteht, die immer wieder miteinander in Konflikt geraten. Vor allem das sogenannte innere Kind ist ein seelischer Begleiter, der sich in Konflikt- und Krisensituationen häufig gefühlsmäßig stark spürbar macht und durch therapeutische Interventionen beruhigt werden kann. Je mehr es dem Einzelnen gelingt, Zugang zu und Verständnis für sein inneres Kind zu finden, umso besser wird er in der Lage sein, Konflikte erwachsen zu regulieren und sein Leben zu steuern.

Wenn ein Betroffener ein Ziel für sich als wichtig empfindet, geht es manchmal nur darum, ihn in seiner Erkenntnis zu unterstützen, dass es erlaubt ist, sich selbst Ziele zu setzen oder auszudrücken, was er sich vielleicht schon lange verboten hat. In dem Fall geht es darum, sich zu öffnen für das eigene Leben, nicht mehr so streng mit sich selbst zu sein und loszulassen von zu hohen Erwartungen an sich und an andere.

Wenn sich Klienten mit ihrer Lebensgeschichte auseinandersetzen, wird manchmal deutlich, dass die Erkrankung im Bauchbereich eine lange Vorgeschichte hat. In der Zeit, in der das Kind noch nicht die Möglichkeit hatte, sich über Sprache auszudrücken, kann es zu Störungen kommen, die über Worte nicht verändert werden können. Wenn das offenkundig wird, halte ich es für eine gute Möglichkeit, die Arbeit mit und über den Körper einzubeziehen oder auch in den Vordergrund zu stellen. Hierzu ist es wichtig, auf einer Vertrauensbasis eine geeignete Zugangsweise zum Körper und zu den Gefühlen zu finden. Dafür schlage ich auch schon

einmal spezielle Übungen vor, auf die sich der Betroffene einlassen kann. Nach meinen Erfahrungen eignen sich hier sanftere Methoden aus dem körperpsychotherapeutischen Spektrum (biodynamische Psychotherapie, Hakomi). Sie sind geeignet, schmerzhafte, bewusstseinsferne Inhalte integrierbar zu machen. Ich gehe dabei von sogenannten nicht-sprachlichen Faktoren im gegenwärtigen Prozess aus, d. h. vom Wahrnehmen des Unbewussten in Stimmungen, Gesichts- und Körperausdruck, Stimme und Bewegungen des Klienten. Manchen Klienten rate ich zu Methoden, die eine Psychotherapie ergänzen können (Feldenkrais, konzentrative Bewegungstherapie, Tai Chi).

Erwähnen möchte ich schließlich noch als eine Grenze von Psychotherapie, dass vielleicht auch Probleme bestehen, die sich nicht lösen lassen. Dann geht es darum, mit unlösbaren Problemen seinen

WISSEN

Was ist Psychotherapie?

Psychotherapie ist Arbeit an sich und mit sich selbst. Sie ist zugleich eine gemeinsame Forschungsreise von Klient und Therapeut und schließlich ein zielorientiert gesteuerter Entwicklungsprozess. Man findet etwas über sich heraus und kann dadurch besser mit sich und in Beziehungen zu anderen Menschen zurechtkommen. Immer wieder kann es notwendig werden, Gefühle und Verhaltensweisen mit ausreichender Zeit nachzuempfinden, um zu begreifen,

worum es geht, was möglicherweise im zwischenmenschlichen Bereich schon lange zu Belastungen führt. Hier können Enttäuschungen, Resignation und aggressive Impulse langsam in ihrer Bedeutung für den Einzelnen gespürt, verstanden und vielleicht in einem nächsten Schritt auch ausgedrückt werden. Dies ermöglicht im Anschluss, selbstunterstützendere Verhaltensweisen und auch Einstellungen zu erproben und einzuüben.

Frieden zu finden. Hier findet sich möglicherweise der Schnittpunkt zum seelsorgerischen Bereich.

Gruppenpsychotherapie. Manche Klienten entscheiden sich für eine Gruppenpsychotherapie. Das ist eine Therapieform, die derzeit allerdings noch sehr selten angeboten wird. Ich biete Ratsuchenden im Krankenhaus Hamburg Rissen die Möglichkeit, sich in einer Gruppe von Betroffenen und Angehörigen zu treffen und auszutauschen. Ich möchte an dieser Stelle den Vergleich zu einer Selbsthilfegruppe ziehen: Hier hat eine Therapiegruppe den Vorteil, dass ein in Gruppenprozessen erfahrener Psychotherapeut häufig andere Möglichkeiten hat, die Entwicklung des Gruppenprozesses zu beobachten und zu steuern. Auch kann er die Einhaltung eines für den Gruppenprozess wichtigen Rahmens gewährleisten und den Einzelnen im Gruppenprozess fördern (Seite 101).

Ganz egal, für welche Therapieform sich ein Klient entscheidet. Es geht darum, sich auf einen Prozess einzulassen und die eigene Entwicklung in einem Prozess zu sehen: Betroffene haben in der Therapie einen regelmäßigen Ort zur Aussprache, zur Reflexion und zum Nachspüren, wie man sich im Alltag verhält und einen geschützten Ort als Lernfeld, um andere, neue Haltungen und Lösungswege zu entwickeln.

Hypnotherapie und Bauchhypnose

Die Hypnose ist die älteste Form der Psychotherapie, die wir kennen. Sie hat besonders bei Baucherkrankungen eine jahrhundertealte Tradition. Vor der Einführung der Psychoanalyse und der Verhaltenstherapie wurde sie viel häufiger eingesetzt als heute. Hypnose enthält zwei wesentliche, therapeutisch wirksame Faktoren: Eine besonders intensive und vertrauensvolle Beziehung zum Therapeuten, durch die ein veränderter Bewusstseinszustand (Trance) erreicht werden kann. Dieser Zustand kann zu wirksamen Veränderungen genutzt werden. In der Trance sind wir für neue Erlebnisweisen besonders empfänglich. Dies wird oft mit bildhaften Vorstellungen (Imaginationen) und Szenen genutzt, wie wir in Beziehung zu anderen Menschen handeln (Bewältigung von Konflikten).

Die Hypnotherapie wirkt regulierend auf das Immunsystem, verbessert den Stressabbau, dient der Schmerzkontrolle, regt Suchprozesse an. Mit hypnotischen Techniken werden Ressourcen aktiviert und zur Bewältigung körperlicher/psychischer Probleme genutzt.

Die Bauchhypnose

Die Bauchhypnose ist eine strukturierte Behandlung von zwölf Sitzungen über einen Zeitraum von zwölf Wochen. Dabei werden durch darmgerichtete Suggestionen und Fantasiereisen die Darmfunktionen und das allgemeine Befinden (z. B. Selbstvertrauen) positiv beeinflusst. Als Langzeiteffekt verbessert sich das Verhältnis zum eigenen Körper.

Die Bauchhypnose wurde an der Uniklinik Manchester für Menschen mit Reizdarm entwickelt. Ich gehe davon aus, dass die Bauchhypnose auch in der Behandlung von Menschen mit CED einen anerkannten Platz finden wird.

Herbert

» Darmgerichtete Hypnose tat mir gut.«

Ich leide seit acht Jahren an Morbus Crohn. Die drei ersten Schübe klangen jeweils ohne Folgen mit einer weitgehenden Normalisierung des Stuhlgangs ab. Der jetzige vierte Schub wurde unter anderem durch eine schwere berufliche Belastung ausgelöst. Diesmal besserte sich die Bauchsymptomatik (Krämpfe, Durchfälle, Blähungen) nicht nennenswert, obwohl die Entzündungsparameter normal waren und die Kontrollkoloskopie weitgehend unauffällige Darmverhältnisse zeigte. Mein Arzt diagnostizierte neben Morbus Crohn eine Reizdarmsymptomatik. Da die Symptome medikamentös nur schwer zu beeinflussen waren, bekam ich eine darmgerichtete Hypnose angeboten. In einem ausführlichen Vorgespräch haben wir eine Wahrnehmungsübung durchgeführt. Dabei zeigte sich, dass ich gut auf bewegte Bilder anspreche und gerne mehrere Wahrnehmungsqualitäten zugleich integriere wie Bilder, Geräusche, dreidimensionales Sehen. In der ersten Hypnose erhielt ich das Bild eines ruhig fließenden Flusses mit unterschiedlichen Wassertiefen und Biegungen. Verschiedene Geräusche des Wassers und der Flussumgebung (Gluggern, Vogelstimmen, Windgeräusche) habe ich automatisch selbst hinzugenommen. Ein Diktiergerät zeichnete die 20-minütige Sitzung auf und ich erhielt das Band zum Anhören zweimal täglich. Damit besserten sich schnell die Krämpfe und Blähungen, während die Durchfälle sich zunächst verstärkten. Deshalb leitete mein Therapeut mich an, bestimmte Bilder auch ohne Trance in den Alltag zu integrieren und ich erreichte damit mehr Kontrolle über meinen Stuhlgang. Durch die regelmäßige Selbsthypnose kann ich Stress im Beruf besser verdauen. ▬

Der Abschluss einer Psychotherapie

Die Psychotherapie beinhaltet eine zeitlich begrenzte Beziehung. In der Ablösephase empfinde ich es als wichtig, noch einmal zu beobachten und zu reflektieren, was und welche Änderungen oder Erfolge die Therapie gebracht hat. Die Ablösung vom Therapeuten und der Verzicht auf die nun gewohnten wöchentlichen Sitzungen konfrontieren den Betroffenen möglicherweise auch mit Gefühlen von Verlassenwerden und Ängsten, vielleicht auch mit aggressiv gefärbten Emotionen aus einem nachzuempfindenden Gefühl des Verlassenseins heraus. Der Betroffene fühlt sich möglicherweise an Trennungen und Ablösungen aus der Vergangenheit erinnert, was noch einmal Gelegenheit bietet, intensive Gefühle und Erfahrungen zu spüren, die integriert werden wollen. Diese Fragen lassen sich auch vor Ende der Therapie mit dem Therapeuten besprechen. Möglicherweise haben sich während der Therapie die Beziehungen zur Herkunftsfamilie, zu Freunden oder zum Partner geändert. Möglicherweise haben sich die körperlichen Beschwerden nur wenig geändert, dafür hat sich anderes geändert. Wer diesen Weg des Selbst-

Kennenlernens weitergehen möchte, kann auch Kontakt zu Selbsterfahrungs- und Selbsthilfegruppen suchen.

Das einfache Verschwinden von Symptomen ist nicht alles. Ich meine, Glück, Wohlbefinden, Zufriedenheit sind Kriterien, an denen der Erfolg einer Psychotherapie gemessen werden kann. Die Erweiterung der Handlungsmöglichkeiten steht für mich im Mittelpunkt der therapeutischen Bemühungen. Häufig entwickeln Betroffene nach Beendigung einer Therapie eine gelassenere Haltung. Untersuchungen haben ergeben, dass sie insgesamt zufriedener sind, seltener erkranken und besser mit Krankheit umgehen können. Hier zeigt sich der enge Zusammenhang von körperlicher und seelischer Erkrankung oder Gesundheit.

WICHTIG

Psychotherapie in der Rückschau

Fragen, die den miteinander gegangenen Weg beleuchten:
- Was führte zum Beginn der Therapie?
- Welche Ziele waren damals wichtig?
- Was nehmen Sie mit aus der Zeit?
- Was bringt es, gerade jetzt mit der Therapie aufzuhören?
- Was ist inzwischen passiert?
- Wie hat sich das Gefühl für Sie selbst und andere entwickelt?
- Welche Erfahrungen in der Therapie waren besonders wichtig?
- Was hat sich durch die Therapie geändert?
- Was hat Ihnen gefehlt? Wo liegt Ihre Enttäuschung?
- Welche neuen Seiten haben Sie an sich und anderen entdeckt?
- Was ist verloren gegangen? Was war früher einfacher?
- Welchen Wert haben die Krankheitszeichen gehabt?

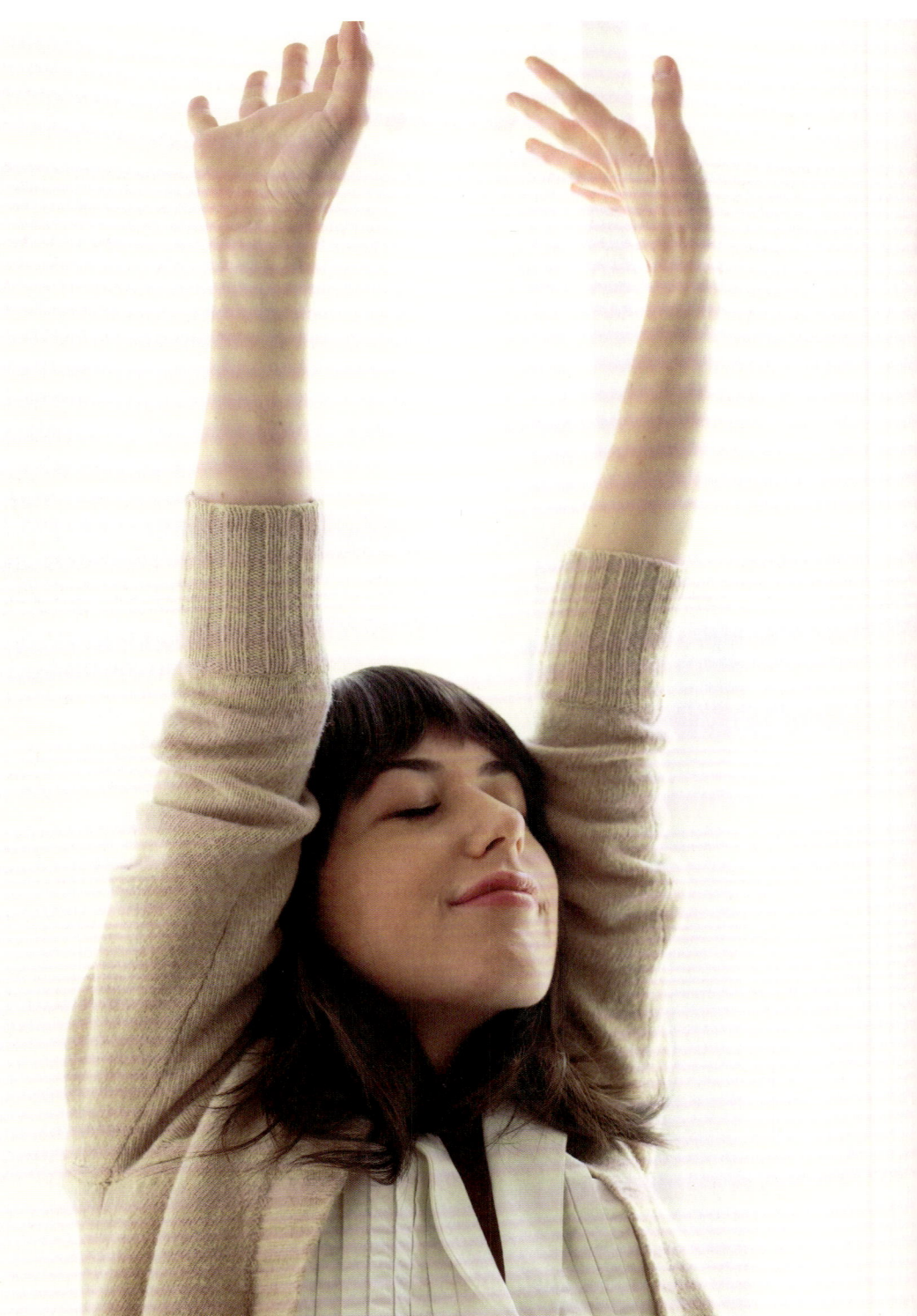

Selbsthilfe

Wissen und Austausch sind entscheidend, wenn die Diagnose CED lautet.
Ein starkes Selbstbewusstsein zu
entwickeln ebenso – das gelingt sehr
gut durch Unterstützung anderer.

Selbsthilfe und hilfreiche Gruppen

Georg Tecker

Menschen mit gleichen Interessen treffen sich. Menschen mit gleichen Erkrankungen auch. Und das ist gut so. In Selbsthilfegruppen können sich Betroffene offen austauschen, sich gegenseitig viele Tipps geben und stützen. So entsteht mehr Sicherheit im Umgang mit sich selbst, der CED, den Behandlern und Kliniken. So gewinnen Betroffene mehr Kraft.

Je stärker wir von Krankheit betroffen sind, desto mehr sind wir auf die Hilfe von Ärzten und weiteren beruflichen Helfern angewiesen. Fremdhilfe ist eine wichtige Säule im Gesundheitswesen. Dennoch: Sich selbst helfen – soweit wie möglich – möchten alle Betroffenen. Davon gehe ich aus. Selbsthilfe beinhaltet eine aktive Haltung, die förderlich ist, um zu gesunden: Verantwortung zu übernehmen für sich und sein Wohlbefinden. Und dabei selbstbewusster werden gegenüber anderen, das Recht auf Selbstbestimmung wahren und Fremdhilfe bewusster in Anspruch nehmen. Selbsthilfe ist so verstanden eine wichtige Säule im Gesundungsprozess des Betroffenen wie auch im Gesundheitswesen.

Wladimir

» Ich fragte mich, was ist richtig?«

Ich wollte mal sehen, wie andere Betroffene mit ihrer Krankheit und Behandlung umgehen und was ich selbst machen kann. Ich wusste ja nicht, was »normal« ist und was nicht. Wie viel sollte der Arzt mit mir reden? Macht eine Psychotherapie Sinn? Nehme ich die richtigen Medikamente? Ist es in Ordnung, wenn ich mich manchmal zurückziehe – auch wenn ich nicht im Schub bin? Wie gehen die anderen damit und auch mit ihren Beziehungen um? Eine Selbsthilfegruppe gibt bei solchen Fragen wirklich Sicherheit. ▬

Informationen zur Behandlung oder Selbstbehandlung haben manche schon aus dem Internet heruntergeladen oder haben sich in einem Forum oder Chat ausgetauscht und so von den Erfahrungen anderer profitiert. Den Weg in eine Selbsthilfegruppe finden verhältnismäßig wenige Menschen. Gründe für die Teilnahme sind etwa: Sich über die Erkrankung informieren, von anderen Betroffenen lernen, mit Alltagsproblemen besser fertig werden, sich gesellig treffen. Was in der einzelnen Gruppe geschieht, bestimmen dann jeweils die Teilnehmer – etwa, ob man sich einfach zusammensetzt oder ein Thema in den Vordergrund stellen soll, ob man zusammen Essen kochen will oder sich Einzelne auch außerhalb der Gruppensitzung treffen möchten. Nach meiner Erfahrung hat eine Selbsthilfegruppe besonders dann eine heilende und stärkende Wirkung, wenn der Einzelne seine persönlichen Eindrücke und Gefühle schildern kann und wenn er mit der Vorgehensweise der Gruppe einverstanden ist.

Auf den folgenden Seiten möchte ich berichten, welche Erfahrungen und Wünsche betroffene Menschen in Bezug auf Fremdhilfe, d. h. Ärzte und andere berufliche Helfer haben. Und ich möchte Möglichkeiten aufzeigen, auf welche Weise und in welchen Situationen sie die richtige Hilfe erhalten können. Um uns mit der Zeit immer besser selbst helfen zu können, brauchen wir Hilfe zur Selbsthilfe.

Erfahrungen mit Ärzten

Oft klaffen Vorstellung und Wirklichkeit einer vertrauensvollen Arzt-Patienten-Beziehung weit auseinander. Selbsthilfemitglieder äußern, wie sie sich einen »guten« Arzt wünschen. Er sollte

- Geduld und Einfühlungsvermögen besitzen, sich Zeit für Gespräche nehmen, den Betroffenen ernst nehmen und auf seine Fragen und Ängste eingehen,
- ein solides Wissen haben und neuere Forschungsergebnisse und vielfältige Therapiemethoden kennen,
- mit dem Betroffenen zusammenarbeiten und dabei Untersuchungsverfahren und Behandlungsmethoden mit ihm besprechen
- die Patientenrechte beachten wie Mitbestimmung bei der Behandlung, die Einsichtnahme in die Patientenakte sowie das Anfertigen von Kopien von Befunden und Arztbriefen.

Eine Betroffene: »Es wäre schön, wenn mir der Arzt sein Wissen beratend zur Verfügung stellt, um mir Entscheidungen zu ermöglichen. Auch wenn ich mich anders entscheide als er vorgeschlagen hat, sollte er dies akzeptieren und mich ohne Vorbehalt weiter gut betreuen.«

Negative Erfahrungen resultieren meist aus folgenden Gründen:
- Viele Ärzte haben keine ausreichenden Erfahrungen mit Diagnose und Therapie, da die Erkrankung verhältnismäßig selten ist. Es fällt ihnen meist schwer, dem Erkrankten ihr begrenztes Wissen einzugestehen und auf andere Therapiemöglichkeiten hinzuweisen.
- Bei spezialisierten Ärzten werden Darmspiegelungen kritisiert, wenn sie zu oft und in entwürdigender Weise angewandt werden.

119

- Viele Ärzte, auch Spezialisten, beharren auf einer bestimmten medikamentösen Behandlung, ohne dabei die persönlichen Erfahrungen und Vorbehalte des Betroffenen ernst zu nehmen.

Bei der Wahl des »richtigen« Arztes kann man sich an örtliche Selbsthilfegruppen oder die DCCV e. V. (Seite 156) wenden.

Das Gespräch mit dem Arzt

Wichtige Gespräche lassen sich nicht zwischen Tür und Angel führen. Sie müssen vereinbart werden. Wenn der Betroffene ein längeres Gespräch mit dem Arzt wünscht, kann er ihm oder der Sprechstundenhilfe sein Anliegen mitteilen: »Ich habe eine Frage, die ich gerne einmal länger besprechen möchte. Ich brauche etwa eine Stunde.« Aber auch der Arzt sollte dem Betroffenen von sich aus ein Gespräch anbieten, wenn er sicher gehen will, dass der Patient seine Maßnahmen verstehen und befolgen kann.

Da sich durch die Erkrankung die gesamte Lebenssituation verändert, wünschen Betroffene vielfältige Informationen. Eine Betroffene: »Ich möchte mich auf das Wissen des Arztes verlassen können und dass er mir zuhört und meine Erfahrungen und mein Wissen ernst nimmt.« Eine andere Betroffene bemängelt, dass das Beratungsgespräch häufig zu Beginn der Erkrankung fehlt: »Mir ging es schlecht, da mich mein Mann enttäuscht hatte und ich Sodbrennen hatte. Das trat schon auf, wenn das Telefon läutete. Der Arzt, dem

ich davon erzählte, verschrieb mir – ohne darauf einzugehen – Kompensan S. Davon ging das Sodbrennen weg, nur ab dann hatte ich immer Durchfälle.« Das fehlende Verständnis des Arztes für die Lebenssituation des Betroffenen wird sich negativ auf die Vertrauensbildung auswirken. Wenn sich der Arzt durch die Art der Fragen des Betroffenen überfordert fühlt, sollte er auf weitere Hilfen hinweisen.

Besonders in Zeiten stärkerer Betroffenheit fühlen sich viele Betroffene allein gelassen. Ein Selbsthilfegruppenmitglied: »Ich fühlte mich nicht aufgeklärt und mit Medikamenten vollgestopft«. Eine andere Betroffene kritisiert die Hierarchie in ihren Beziehungen zu den Ärzten und fordert: »Der Arzt muss vom Sockel runterkommen und erkennen, dass er nur Feuerwehr ist. Medikamente dürfen die Zusammenarbeit nicht ersetzen.« Als Betroffene haben wir das Recht auf eine umfassende und sachkundige Beratung. Dieses Recht dürfen wir einfordern.

Besonders wenn Besserungen auf sich warten lassen, treten bei Betroffenem und/oder Arzt häufig Ungeduld auf. Das erschwert ein gemeinsames Beratschlagen. Grundsätzlich ist es hilfreich, wenn in der Beratungssituation entstehende Gefühle wie Angst oder Ärger geäußert werden können. Denn sie blockieren sonst die Inanspruchnahme von Hilfe und Unterstützung des Arztes. Darüber hinaus sollte ein Beratungsgespräch klären, wie viel Unterstützung der Betroffene braucht und wie selbstverantwortlich er seine Genesung fördern kann.

Entscheidungshilfen und Hinweise

Betroffene sollten sich vor dem Arztbesuch bewusst machen, was sie vom Arzt möchten. Hilfreich ist dabei ein Spickzettel mit Stichworten und Fragen. Wer nach einem Arztbesuch unzufrieden ist, kann sich Klarheit verschaffen und aufschreiben:

- Welche Informationen habe ich soeben erhalten?
- Welche Informationen fehlen mir?
- Wie fühlte ich mich im Gespräch und bei der Behandlung? Dies erleichtert und optimiert ein effektives Anschlussgespräch.

Bei Vertrauenskrisen ist es hilfreich, einen zweiten Arzt aufzusuchen. Auch dies ist ein Recht, das dem Betroffenen zusteht.

Erfahrungen mit Diagnose und Therapie

Die Darmspiegelung ist die von Betroffenen am unangenehmsten empfundene Untersuchung. Das Aufklärungsgespräch sollte im diskreten Rahmen stattfinden, das Für und Wider abgewogen und Gefühle ernst genommen werden. Eine Betroffene: »Auf meine Nachfrage erfuhr ich: Koloskopien müssen sein und da solle ich mich nicht so anstellen.«

Vor der Untersuchung sollte man sich alle Fragen beantworten lassen. So erfuhr ich, dass Ärzte bei Schmerzen im Analbereich auch ein dünneres Kinderrektoskop benutzen oder ein leichtes Betäubungsmittel geben können. Für manche Betroffene ist wichtig, die Koloskopie selbst auf dem Monitor zu verfolgen. Betroffene sollten mit dem Arzt reden, wenn sie die Untersuchung als Verletzung der eigenen Intimsphäre empfinden. Da das Befinden ebenso wichtig wie der Befund ist, sollten Betroffene ihre Gefühle ausdrücken.

Auch kann während der Untersuchung das Einfühlungsvermögen fehlen. Ein Betroffener (Colitis im Schub): »Die Situation ist entwürdigend. In der Uniklinik wollte jeder am liebsten zehnmal hineinsehen.« Eine andere Betroffene sagt in diesem Zusammenhang: »Ärzte wollen nur ihr Konzept durchsetzen. Sie sehen nur die körperliche Seite.« So wie es für den Arzt wichtig ist, mithilfe von Darmspiegelungen Art und Ausmaß von Schädigungen zu erkennen und zu behandeln, so wichtig ist für den Betroffenen, sich diese Notwendigkeiten erklären zu lassen, um sich an Entscheidungen beteiligen zu können.

Blutuntersuchungen reichen zur Befundkontrolle oft aus. Ich würde mir wünschen, dass Ärzte insgesamt mehr den »Gebrauchswert« dieser Blutuntersuchungen kennen: Was zeigt sich im Eiweiß-, Fett- und Elektrolytspiegel und welche Schlussfolgerungen sind zu ziehen (Bestimmung der Entzündungsaktivität Seite 59; Mangelerscheinungen Seite 156)? Im Auswertungsgespräch lässt sich klären, was der Betroffene durch eine gesunde Ernährung, was durch Astronautenkost, Infusionen oder Medikamente erreichen kann.

121

Erfahrungen im Krankenhaus

Manchmal ist ein Krankenhausaufenthalt notwendig. Betroffene wünschen sich hier Ruhe und Pflege, eine fachlich gute Betreuung und möchten mit ihren Bedürfnissen ernst genommen werden. Hier sind alle Mitarbeiter der Station angesprochen. Eine Betroffene: »Mir hat geholfen, dass mich der Pfleger in den Arm genommen hat, als ich fix und fertig war, obwohl ich ihn erst bei der Untersuchung kennengelernt habe. Beim Abschied habe ich mich bei ihm mit einem Blumenstrauß bedankt.« Kritik richtet sich häufig darauf, dass im Krankenhausbetrieb für Persönliches zu wenig Zeit bleibt. Ein Gruppenmitglied: »Der Darm steht im Vordergrund und meine persönlichen Bedürfnisse werden missachtet.«

Das Krankenzimmer ist für den Betroffenen eine bestimmte Zeit seine Wohnung. Daher sollte er es mitgestalten können: Ein Kopfkissen von zu Hause, ein selbst gestricktes Deckchen, ein Bild an der Wand, das Lieblingsfoto und einige gute Bücher auf dem Nachtschrank sind Kleinigkeiten, die den oft allzu tristen Alltag erhellen und der Entpersönlichung entgegenwirken. Wünsche lassen sich mit anderen Patienten und dem Personal absprechen.

Die Pflege und Versorgung wird von den meisten gelobt. Kritisiert wird häufig die Ernährung. Eine Betroffene: »Gesunde Ernährung ist in vielen Krankenhäusern ein Fremdwort. Als ich mich beschwerte, bekam ich jeden Tag Kartoffelbrei.« In manchen Krankenhäusern erhält man mit Zustimmung des Arztes über die Diätassistentin auch Nahrungsmittel aus dem Reformhaus oder Bio-Laden wie etwa Sojamilch. Sonst muss man sich – wohl oder übel – »gute Sachen« mitbringen lassen.

Ein Selbsthilfegruppenmitglied kritisiert die »großen Visiten«: »Alle Ärzte wollten mir den Bauch betasten. Ich kam mir wie ein Objekt vor. Heutzutage würde ich sagen, dass mich das stört, wenn mir jeder auf dem Bauch rumfummelt. Sie könnten sich zumindest erst einmal vorstellen und mich fragen.« Im Allgemeinen sind die Visiten im Krankenhaus sehr wichtig. Der Betroffene kann sich durch schriftliche Notizen darauf vorbereiten: Warum soll diese Untersuchung gemacht werden? Warum erhalte ich jenes Medikament? Fragen, die bei der letzten Visite vergessen oder nicht verstanden wurden.

Möglichkeiten und Grenzen

Viele Betroffene machen die Erfahrung, dass die medikamentöse und/oder chirurgische Behandlung lebensrettend und unersetzlich ist. Durch sie werden akute Symptome eingedämmt, gelindert und Ängste vermindert. Grenzen der medizinischen Behandlung ergeben sich daraus, dass an Entstehung und Verlauf der Erkrankung der ganze Mensch in seinem Wohlbefinden, seinen Lebens- und Arbeitsbedingungen beteiligt ist. Durch frühzeitiges Erkennen der Bedeutung der Krankheit im Lebenszusammenhang (Seite 33) könnte bei vielen Betroffenen eine Verschlimmerung des Krankheitsge-

WISSEN

Therapievorschläge von einigen Betroffenen

- Es gibt eine darmschonende, durchfallhemmende, den Organismus stärkende Ernährung (Seite 131).
- Heilmittel können die Darmflora positiv beeinflussen, z. B. Flohsamen oder Probiotika wie Mutaflor – auch Naturjoghurt.
- Durch Astronautenkost (Trinknahrung) oder Infusionen können Mangelerscheinungen im Blut vermindert, Kinder und Jugendliche im Wachstum unterstützt und der Darm geschont werden. Bei ausschließlich künstlicher Ernährung bauen sich aber die Darmzotten ab.
- Kortison kann häufig in verträglicherer Form mit weniger Nebenwirkungen eingenommen werden: Kortison als Einlauf oder »Stoßtherapie«; Budenosid (Budenofalk®, Entocort®) wirkt zwar nicht so stark, wirkt aber am Entzündungsort und gelangt zu 80 Prozent nicht in den Organismus.
- Azulfidine® oder Colo-Pleon® gibt man heute nur noch bei Gelenkbeteiligung; es gibt eine magensaftlösliche Form.
- Die Wirksamkeit von Salofalk® und Claversal® ist gesichert, eine vorsorgende Wirkung gegen die Entstehung von Krebs wird angenommen. Über Dauerschäden, etwa der Nieren, können noch keine Aussagen gemacht werden.
- Pentasa® kann unabhängig von den Mahlzeiten genommen werden, es wirkt früher im Darm und wird manchmal besser vertragen. Weihrauch wirkt entzündungshemmend.
- Stibium-metallicum-praeparatum-D3-Pulver hilft häufig bei blutigen Durchfällen.
- Bauchwickel mit Melissenöl können bei Bauchkrämpfen hilfreich sein.
- Vorsicht beim Dauergebrauch von Imurek®, Imodium®, Clont®, besonders bei Zeugung und Schwangerschaft. Imurek® kann man langfristig bis zu vier bis fünf Jahre geben.
- Vorsicht bei Daueranwendung von Schmerz-, Beruhigungsmitteln und Psychopharmaka. Paracetamolhaltige Schmerzmittel können möglicherweise einen akuten Schub auslösen.
- Das Erlernen einer Entspannungsmethode stärkt die Regeneration und Heilungsfähigkeit des Körpers.
- Eine Psychotherapie wie Maßnahmen der Physiotherapie können individuelle Hilfe bringen.

schehens und ein Chronischwerden verhindert oder verlangsamt werden.

In diesem Zusammenhang ist das Gespräch auf »gleicher Ebene«, von Mensch zu Mensch, wichtig. Jeder Betroffene hat ganz eigene Vorstellungen zur Krankheit entwickelt. Fragen, die in der üblichen schulmedizinischen Behandlung häufig unbeachtet bleiben. Daraus lassen sich im

Gespräch ganz individuelle, krankheits-
mildernde oder vorbeugende Handlungsmöglichkeiten entwickeln. Indem der Arzt
sein Wissen über die Erkrankung und ihre
Behandlung beiträgt, kann er den Betroffenen in seiner eigenen Entscheidungsfin-
dung begleiten.

Nun kann kein Arzt Spezialist auf allen Gebieten sein. Ich empfinde es als
hilfreich, wenn der Arzt deutlich seine
fachlichen und menschlichen Grenzen

signalisiert und auf andere spezialisierte
Kollegen, auf psychotherapeutische Hilfe,
auf Ernährungsberatung hinweist. Dazu
sollte der Arzt auch bereit sein, unkonventionelle Wege zu gehen.

Verständliche Informationsschriften,
Hinweise auf Arzt-Patienten-Seminare,
Patientenschulungen und zu Selbsthilfe-
gruppen können hilfreich sein. Bei vielen
Betroffenen wird darüber hinaus ein per-
sönliches Gespräch notwendig sein.

Anthroposophische Ärzte, Heilpraktiker, Therapeuten

Seitdem in Studien festgestellt wurde, dass ein Großteil der Betroffenen im
Krankheitsverlauf unkonventionelle Methoden nutzt, wie Akupunktur, Homöopathie und pflanzliche Heilmittel, hat die
Komplementärmedizin eine immer größere Bedeutung erhalten (Seite 76 und
www.dccv.de/Komplementärmedizin).
Komplementäre, d. h. ergänzende Methoden umfassen Heilverfahren, die den
ganzen Menschen in Diagnose und Behandlung einbeziehen. Die Ansatzpunkte
betreffen dabei unterschiedliche Bereiche
der körperlichen, energetischen, psychischen und geistigen Ebenen. Betroffene
versuchen so, aktiv zu werden und den
Krankheitsverlauf zu bessern.

Wichtig zu wissen ist, dass manche Leistungen von der Krankenkasse bezahlt
(von Naturheilkundeärzten, Psychosomatischen Kliniken, Psychotherapeuten,
Kinder- und Jugendlichentherapeuten mit

kassenärztlicher Zulassung), andere dagegen nur bezuschusst werden oder selbst
bezahlt werden müssen (von vielen nicht
ärztlichen Psychotherapeuten, Heilprakti-
kern). Manchmal hilft es in diesen Fällen,
mit der Krankenkasse Kontakt aufzunehmen und eine eventuelle Kostenübernahme oder Bezuschussung zu klären.

Therapeutenwahl. Was über die Wahl des
»richtigen« Arztes gesagt wurde, gilt auch
für die Wahl des »richtigen« Psychotherapeuten, Naturheilkundearztes oder Heil-
praktikers. Um nun einen Therapeuten zu
finden, kann man Menschen fragen, die
man schätzt und die gute Erfahrungen
mit Kliniken oder Heilverfahren gemacht
haben. Das Gespräch in einer Selbsthilfegruppe oder mit einem Arzt kann Entscheidungen erleichtern. Im ersten Gespräch mit einem Therapeuten sollte man
darauf achten, ob er Erfahrungen mit bedrohlichen Erkrankungen hat und wie er

mit dem Betroffenen umgeht. Wichtig ist, sich respektiert zu fühlen und das Gefühl zu haben, Vertrauen entwickeln zu können. Wenn man sich im Gespräch nicht ganz sicher ist, kann man eine Bedenkzeit für die Entscheidung vereinbaren.

Positive Erfahrungen

Wichtig ist, dass der Therapeut die schulmedizinische Seite der Erkrankung kennt. Besonders stärker von der Erkrankung betroffene Menschen wünschen, dass der Therapeut mit dem Arzt zusammenarbeitet oder sogar selbst Arzt ist.

Betroffene berichten über Naturheilkundeärzte und Heilpraktiker, dass sie mit ihnen vor allem gute Erfahrungen in folgenden Zusammenhängen gemacht haben:
- ausführliche, »naturheilkundliche« Anamnese und Diagnose
- Kennenlernen von neuen Zusammenhängen mit der Erkrankung
- angenehmes Klima
- Verbesserung des Allgemeinbefindens
- »sanfte« Medikamente
- gute Ernährungsberatung
- manchmal schlagartiges Bessern der Symptome (wie in der Schulmedizin)

Psychotherapeuten helfen ihren Aussagen zufolge vor allem dabei,
- persönliche Konflikte zu bewältigen,
- sich der eigenen Gefühle, Wünsche, Einstellungen und Verhaltensweisen und der Zusammenhänge mit der Erkrankung bewusst zu werden,
- aus der Opferhaltung herauszukommen,

- Belastungen und Überforderungen besser wahrzunehmen,
- Selbstsicherheit und Konfliktfähigkeit zu entwickeln,
- Geborgenheit zu erfahren.

Negative Erfahrungen

Negative Erfahrungen werden besonders im akuten Schub gemacht, wenn sich die Symptome der Erkrankung verschlimmern, Belastungen entstehen und Ängste auftreten. Allerdings muss etwas Grundsätzliches zu Grenzen gesagt werden: Da die Erkrankung auch von nicht offensichtlichen/unbewussten Bedingungen unterhalten wird, kann sie sich unter jeder Therapieform verbessern oder verschlimmern.

Schlechte Erfahrungen, die Betroffene mit Psychotherapeuten gemacht haben sind:
- Unmündighalten des Betroffenen
- Überfordern mit Ratschlägen
- Denken in psychiatrischen Kategorien (»Der Patient ist depressiv« – ist häufig Ausdruck der Unfähigkeit, den Betroffenen zu verstehen.)
- Nicht-Ernstnehmen von Belastbarkeit und Konfliktbereitschaft des erkrankten Menschen
- zu schnelles Erwarten von Veränderungen

Über Naturheilkundeärzte und Heilpraktiker berichten sie, dass sie
- oft genauso engstirnig reagieren wie Schulmediziner. Sie wollen nur ihre Methoden und Medikamente gelten lassen und fordern etwa das bedingungslose Absetzen von Kortison,

- nicht die Möglichkeiten einer individuell gesunden Ernährung und die Grenzen ihrer Behandlungsmöglichkeiten kennen.

Online- und Gruppenselbsthilfe

Wenn der Betroffene Beratung und Hilfe sucht, steht nach dem Gespräch mit einem Arzt und Familienangehörigen das Internet an dritter Stelle der Informationskette. Der Umgang mit einer tabubehafteten Erkrankung, über die man öffentlich nur ungern spricht, wird durch den weitgehend anonymen Umgang im Internet sehr erleichtert. Informationen kann sich der Mensch dort auch holen, wenn er in einer schwierigeren Krankheitssituation ist.

Hilfreich sind dabei Suchmaschinen wie www.google.de, in deren Suchfenster Begriffe eingetragen werden können wie z. B. »CED« und »Selbsthilfe«, worauf eine Liste mit Web-Adressen folgt. Die Ergebnisse erscheinen auf den ersten Blick als ein verwirrendes und überschwemmendes Angebot und man benötigt eine Zeit, um sich zu orientieren. Um sich mit anderen Betroffenen auszutauschen gibt es Foren, Chats, Blogs und Mailing-Listen. Die Motivation zur Nutzung von Foren und Chats ist bei jüngeren Menschen stärker ausgeprägt, aber auch Ältere nutzen das Angebot zunehmend.

Forum. Dies ist eine öffentliche, weltweit zugängliche, jederzeit lesbare Plattform. Hier tauschen sich Betroffene und Angehörige aus. Eine Zensur findet in der Regel nicht statt. Werbung und beleidigende Ausdrücke werden allerdings von Moderatoren entfernt, die die Seiten betreuen und fachlich falsche Hinweise richtig stellen. Beispiele für Foren: forum.dccv.de oder www.studiced.de

Chat. Hier tauschen sich Betroffene schriftlich direkt aus. Der Informationsfluss steht im Vordergrund. Nur aktiv angemeldete Teilnehmer können teilnehmen und die Mitteilungen lesen. Auch hier stehen erfahrene Moderatoren zur Verfügung, die auf Grenzen im Umgang miteinander achten. Unter: www.dccv.de/nicht-allein-mit-ced/kids-teens/kids-teens/ gibt es eine Chat-Beratung für Kinder und Jugendliche.

Blog. Dies ist ein Journal. Der Herausgeber ist Autor von Meinungen zu spezifischen Themen. Es ähnelt einem Forum, wenn Kommentare oder Diskussionen der Leser über einen Artikel möglich sind. Beispiel: blog.smccv.ch

Mailing-Listen. In Mailing-Listen können sich Interessierte eintragen, die Nachrichten bekommen oder weitergeben möchten. Beispiel Eltern-Mailing-Liste auf: www.dccv.de/nicht-allein-mit-ced.

Der Vorteil der Online-Selbsthilfe liegt in der ständigen Erreichbarkeit. Zu jeder Tages- und Nachtzeit und von jedem Punkt der Erde aus können Menschen so miteinander Kontakt aufnehmen, wenn sie gerade Hilfe brauchen. Stärker Betroffene, die wegen ihrer Erkrankung die Wohnung kaum verlassen können, finden in Forum oder Chat Menschen mit ähnlichen Problemen. Der Austausch über das Internet ist eine einfache Möglichkeit, erst einmal aus der Einsamkeit herauszukommen. Auch ist die Hemmschwelle, über die Erkrankung zu reden, in einem Online-Forum geringer. Zum Schutz der Privatsphäre wählen die Teilnehmer ein Pseudonym und eine anonymisierte Mail-Adresse. Das erleichtert den Zugang, bringt hohe Beteiligungsraten und Mitnahmeeffekte im positiven Sinne: Auch die Teilnehmer profitieren, die Einträge nur lesen, ohne selbst etwas zu schreiben.

Allerdings ist auch Vorsicht geboten, um die eigene Person zu schützen: Viele Nutzer sind zu leichtfertig im Umgang mit dem Medium: Sie machen zu viele Angaben zur Person, schreiben unter ihrem wirklichen Namen, nennen ihr Geburtsdatum und veröffentlichen Fotos. Sie haben dann keine Kontrolle mehr über ihre Daten, auf die jeder zugreifen kann.

Der Austausch im Internet kann eine reale Selbsthilfegruppe nicht ersetzen. Aber beide Angebote können sich ergänzen. Wenn sich jemand in einem Online-Forum einbringt, ist das möglicherweise die Vorstufe für einen späteren Gruppeneintritt. Gruppenteilnehmern kann das Netz dazu dienen, die Zeit bis zum nächsten Treffen zu überbrücken.

Eine Selbsthilfegruppe suchen

Wenn es eine Selbsthilfegruppe in der Nähe gibt, kann ein Betroffener die Kontaktperson etwa fragen: »Wie lange besteht die Gruppe? Wie viele Menschen nehmen an den Treffen teil? Nimmt die Gruppe neue Mitglieder auf?« Meist wird die letzte Frage bejaht. Wenn der Betroffene sich in seinem Teilnahmewunsch unsicher ist, kann er sich ruhig erkundigen, ob er an einigen Treffen versuchsweise teilnehmen kann. Dadurch kann er sich über eigene Wünsche und Erwartungen bewusst werden.

Eine Gruppe gründen

Wenn sich keine Selbsthilfegruppe in der Nähe befindet oder etwa eine bestehende sehr viele Mitglieder hat, dann kann man durchaus auch selbst Adressen sammeln und versuchen, eine eigene Gruppe zu gründen.

Betroffene Menschen sind zu finden:
- durch Aushänge in Arztpraxen, Beratungsstellen, Kliniken
- durch eine Anzeige in einer Zeitung oder Zeitschrift; durch einen Bericht eines interessierten Journalisten
- durch Weitergabe der eigenen Adresse an regionale Kontaktstellen oder Selbsthilfeorganisationen und bei ihren öffentlichen Veranstaltungen

Wichtig bei einer Gruppengründung ist, sich nicht über Dauer zu überfordern und Verantwortung mit anderen zu teilen. So kann man etwa eine Gründung mit anderen Betroffenen besprechen und vorbereiten und Aufgaben teilen.

Wie Treffen ablaufen

Keine Gruppe ist wie die andere. Einige treffen sich einmal im Monat in öffentlichen Räumen, andere im Abstand von ein oder zwei Wochen in den Wohnungen von Mitgliedern. Aufgrund der Fragen, Wünsche und Erfahrungen Einzelner und der sich daraus ergebenden Aktivitäten entwickelt jede Gruppe ihren eigenen Stil. In den meisten Gruppen steht das Gespräch im Vordergrund. In einigen werden zeitweise Entspannungsübungen oder eine gemeinsame Mahlzeit gemacht. Mitglieder mancher Gruppen treffen sich auch außerhalb etwa zu einem Spaziergang. Da die Gesprächsthemen (Ernährung, Medikamente, Beziehungen) oft schnell wechseln und aus dem Wunsch heraus, sich näher kennenzulernen, haben sich in einigen Gruppen innere Vereinbarungen entwickelt. Sie sollen es dem Einzelnen erleichtern, von sich zu erzählen.

Ein Selbsthilfegruppenmitglied berichtet vom Beginn der Treffen: »Bei uns hat sich eine Art Ritual ergeben: Wir machen ein ›Blitzlicht‹. Dabei sagt jeder, wie es ihm geht, worum es in der Gruppe gehen soll und was er sich vom Abend erwartet. Dabei braucht sich niemand etwas ›aus den Ärmeln zu saugen‹. Wer z. B. nichts sagen möchte oder nichts erwartet, sagt eben das. Wenn die Runde um ist, hat sich meist herausgestellt, was wir an dem Abend machen. So haben sich mit der Zeit auch die Ziele der Gruppe geändert. Ich habe dabei gelernt zu erkennen, was für mich wichtig ist und was mir gut tut.« Bei Mitgliedern einer anderen Gruppe steht in der Anfangsphase des Treffs seit einigen Monaten die Frage: »Wer möchte anfangen?« Eine Betroffene: »Dadurch bin ich mir bewusst geworden, wo ich mich zurückstelle und dass ich mich selbst wichtig nehmen muss.«

Was Treffen bewirken

»Wenn ich von anderen höre, wie sie mit sich umgehen, was sie tun, wenn es schlechter geht, welche Möglichkeiten es gibt, sich zu helfen und Hilfe zu erhalten, dann gibt mir das immer wieder einen Anstoß, auf mich zu vertrauen und selbst Neues auszuprobieren.«

Tipp

Die Teilnahme an einer Selbsthilfegruppe bewirkt, dass sich der Einzelne über seine Situation und seinen persönlichen Standpunkt bewusster wird, Vertrauen zu sich entwickelt und neue Handlungsmöglichkeiten entdeckt.

Diese Handlungsmöglichkeiten beziehen sich z. B. auf eine bewusstere Auswahl von Hilfsangeboten: »Indem ich erlebe, welche Hilfe andere Betroffene in Anspruch nehmen, indem ich am anderen sehe, was hilft oder auch nicht hilft, kann ich mehr Sicherheit für meinen eigenen Weg finden.« In einer Selbsthilfegruppe kann der Betroffene durch die Berichte der anderen erfahren, nach welchen Gesichtspunkten sie sich Hilfe durch Ärzte, Psychotherapeuten, Heilpraktiker erwarten und bekommen. Indem der Einzelne seine Erfahrungen mitteilt und von anderen Betroffenen Rückmeldungen erhält, kann er seine Erfahrungen besser einordnen. Dabei kann er auch erkennen, dass die individuell richtigen Schritte in unterschiedliche Richtungen gehen können.

Nach einer Zeit der Teilnahme berichtet ein Gruppenmitglied: »Für mich war die Erfahrung, dass andere auf das eingehen, was ich sage, wohltuend.« Eine andere sagt: »Als Betroffene haben wir ähnliche Probleme. Meine Erfahrung ist, dass erst Betroffene selbst meine Schwierigkeiten wirklich verstehen können.« Mitglieder berichten häufig, dass sie sich vor Eintritt in die Gruppe mit ihren Problemen allein und isoliert fühlten. Die Teilnahme an einer Gruppe, in der jeder von sich erzählen kann, wirkt für sie entlastend.

Auf der anderen Seite können auch Belastungen entstehen. Manche neuen Teilnehmer der Gruppe befürchten, dass sie sich vom Leid der anderen nicht genügend abgrenzen können. Für sie ist wichtig, sich diese Bedenken bewusst zu machen und sie in der Gruppe anzusprechen. Ein Betroffener: »Anfangs dachte ich, dass ich andere verletze, wenn ich sage, dass es mir zu viel ist. Ich musste lernen, zu mir zu stehen, für mich zu sorgen und meine Grenzen wahrzunehmen.« Auf diese Weise kann man nicht nur lernen, sich zu öffnen, sondern auch – wenn notwendig – sich selbstfürsorglich abzugrenzen.

Problemlösung durch Erfahrung

In Selbsthilfegruppen besteht eine gute Möglichkeit, die Entwicklung der eigenen Verhaltensweisen und ihre lebensgeschichtliche Bedeutung kennenzulernen. Die jetzigen Erfahrungen, Bedenken und Gefühle treten immer wieder in einander ähnlichen Situationen auf. Indem der Einzelne seine Erfahrungen und Probleme teilt, verlieren sie ihre Schwere. Ein Gruppenmitglied sagt: »Jedes Mal hat jemand die Möglichkeit, etwas von seiner unendlich langen Geschichte zu erzählen, Probleme zu besprechen, die schon lange anliegen.« Ein Mitglied einer drei Jahre bestehenden Gruppe sagt: »Wichtig finde ich, dass wir auch Intimes nicht aussparen. Dadurch hat sich ein Vertrauensverhältnis und eine größere Intensität entwickelt.«

Im Vordergrund der Gruppengespräche steht meist die jetzige Situation: Erfahrungen in Beziehungen zu Angehörigen, Freunden, Arbeitskollegen. Wenn der Einzelne in der Gruppe zu sich stehen lernt, kann er auch außerhalb besser ausdrücken, was ihm gut tut. In diesem Zusammenhang ändert sich dann oft die eigene Einstellung. Ein Betroffener: »In der Selbsthilfegruppe habe ich gesehen, dass ich meine Beziehungen und auch die schmerzhaften Erfahrungen ganz erheblich mitgestalte. Indem ich meine Erlebnisse mit anderen Augen sehe, kann ich auch Phasen stärkerer Betroffenheit einen Sinn geben.« Ein stärker Betroffener sagt: »In der Gruppe habe ich erfahren, dass ich Krankheit nicht verstecken brauche. Ich stehe mir so positiver gegenüber.«

Der Einzelne lernt in der Gruppe, seine Bedürfnisse auszudrücken. Dadurch kann er auch außerhalb gegenüber Ärzten und Institutionen seine Ansichten und Rechte besser vertreten. Dass Selbsthilfegruppen heilungsfördernd wirken, belegt die Aussage eines Mitglieds einer süddeutschen Gruppe: »Der Professor schickt Neue zu uns, weil er an uns gesehen hat, dass Selbsthilfe hilft.«

Möglichkeiten und Grenzen

Im Moment sind weniger als ein Prozent der Betroffenen Mitglieder einer Selbsthilfegruppe. Auch wenn Einzelne in Selbsthilfegruppen oder Gruppen junger Stomaträger sind, wählen nur wenige diesen Weg, der viele Vorteile bietet. Das ist häufig ein Zeichen von Unwissenheit. Beim Einzelnen bestehen aber auch indi-

viduelle Grenzen: Angst, in eine Gruppe ohne Leiter zu gehen, Angst vor fremden Menschen, Angst, auf eigene Konflikte zu stoßen. Teilnehmer verschiedener Selbsthilfegruppen bemerken an sich nach einiger Zeit eine persönliche Weiterentwicklung, einen besseren Umgang mit Belastungen in Beziehungen zu anderen Menschen, eine bewusstere Auswahl der Hilfsangebote beruflicher Helfer.

Wie weit die Teilnahme den Einzelnen weiterbringt, hängt auch von der Gesamtentwicklung der Gruppe ab. So entsteht in manchen Gruppen die Tendenz, dass der Treff immer mehr zum »Kaffeeklatsch« wird oder in Organisation und Öffentlichkeitsarbeit steckenbleibt. Wenn dadurch die Meinung des Einzelnen und seine Gefühle keinen Raum erhalten, besteht die Gefahr, dass Mitglieder gehen und die Gruppe sich auflöst.

Essen und Trinken bei CED

Ulla Weidel

Mythos und Wahrheit – beide Pole prägen die Diskussion über den Einfluss der Ernährung auf das Wohlbefinden. Und das nicht nur bei CED-Erkrankten. Gleichwohl können Betroffene mit der richtigen Ernährung die Darmtätigkeit regulieren und in besonderen Situationen (z. B. im Schub) den Körper dabei unterstützen, diese schwierige Phase zu überwinden.

Wessen Verdauungsorgan erkrankt, beginnt meist damit, sich mit der Ernährung auseinanderzusetzen. Weil er »muss«. Dabei sind Essen und Trinken eigentlich in unserer Gesellschaft so eng mit Lebensfreude und Genuss verbunden.

Wer akute Beschwerden in Magen oder Darm hat, greift gerne auf bewährte Hausrezepte wie Zwieback, Kamillentee und Haferbrei zurück. Schwieriger wird es, wenn die Beschwerden anhalten oder nur teilweise abklingen. Schnell ist der Erkrankte ratlos und hat zugleich den Wunsch, sich auch beim Essen so viel Lebensqualität wie möglich zurückzuerobern. Dies gilt auch für CED-Erkrankte.

Die Forschung beschäftigt sich seit langem damit, welche Bedeutung Ernährung für die Unterhaltung und Auslösung chronisch entzündlicher Darmerkrankungen zukommt. Auch die veränderten Lebens- und Ernährungsweisen in den modernen Industriestaaten spielen sicher eine maßgebliche Rolle für die Ausbreitung chronisch entzündlicher Darmerkrankungen.

Nach wie vor spricht vieles dafür, dass Ernährungsfaktoren bei chronisch entzündlichen Darmerkrankungen von Bedeutung sind. Ein eindeutig positiver oder negativer Einfluss auf die Entstehung der Erkrankung ließ sich aber bisher nicht finden.

Veränderungen in den Essgewohnheiten sind nicht sehr beliebt. Obwohl viele Erkrankungen damit einhergehen, dass eine Umstellung der Ernährung sinnvoll oder gar notwendig ist. Gerade bei einer chronischen Erkrankung befürchtet man weitere Einschränkungen und noch mehr Verlust der Lebensqualität. Da ich selbst von Morbus Crohn betroffen bin, sind mir diese Gefühle vertraut. Die Empfehlungen und Tipps sollen nur eine Anregung sein, sich mit der eigenen Ernährung auseinanderzusetzen, Neues auszuprobieren und Altes zu überprüfen und in schwierigen Tagen auch einmal in der »Diätküche« zu kosten. Die Dinge mit in den Alltag zu nehmen, die Beschwerden lindern helfen und das persönliche Wohlbefinden und die Gesundung unterstützen.

Substanzen der Nahrung, die als Verursacher für eine CED diskutiert
worden sind.

Substanz	Verdacht
Milcheiweiß	Der Verdacht auf eine schädigende Wirkung von Kuhmilch ist nicht bestätigt. Eine Unverträglichkeit von Milcheiweiß (Kuhmilchintoleranz), die bei Kindern mit Colitis ulcerosa eine Rolle spielen soll, tritt nur gelegentlich auf. Ansonsten sind durch Kuhmilch ausgelöste Beschwerden meistens auf die Unverträglichkeit von Milchzucker zurückzuführen (Laktoseintoleranz).
raffinierte Kohlenhydrate	Der erhöhte Konsum raffinierten Industriezuckers bei Morbus Crohn hat sich bestätigt. Allerdings ist seine Rolle nicht ursächlich bei der Entstehung, sondern gilt vielmehr eine Folge der Erkrankung.
gehärtete Fette (chemisch aufbereitete Fette; sie sind in einigen Margarinesorten zu finden)	Ein Einfluss durch diese Fette als Ursache für eine CED hat sich nicht bestätigt.
Lebensmittelzusatzstoffe	Verdächtigt wurde auch Carrageen (Stabilisator E 407). Dieser Lebensmittelzusatzstoff erwies sich im Tierversuch als darmschädigend, beim Menschen zeigte sich keine vergleichbare Wirkung.
Nahrungsmittelallergie	Oftmals hatten CED-Betroffene eine erhöhte Antikörperbildung gegen bestimmte Nahrungsmittel. Sie kommt wahrscheinlich aber durch eine vermehrte Durchlässigkeit der entzündeten Darmwand zustande und hat nichts mit der Entstehung der Erkrankung zu tun.

Ernährung individuell und problembezogen

Aus all den wissenschaftlichen Ergebnissen lässt sich keine Ernährungsform ableiten, die für alle Gültigkeit hat. Das bietet viel Freiheit für den persönlichen Ernährungsstil, verunsichert aber viele Betroffene zu Recht. Trotzdem gibt es Orientierungspunkte. Wichtig ist, die Vorgaben auf die einzelne Person abzustimmen, denn die Ausgangslage ist bei jedem Betroffenen unterschiedlich. Deshalb sind

Ernährungsempfehlungen bei CED individuell und bezogen auf die aktuellen Probleme und Beschwerden wie etwa:

- ein akuter Entzündungsschub
- starke Durchfälle
- Untergewicht
- Appetitlosigkeit
- Mangelzustände
- Stenosen (Verengungen)
- Fettverdauungsstörungen
- Kohlenhydratintoleranz wie z. B. Milchzuckerunverträglichkeit
- Blähungen

Zu beachten ist immer zweierlei: Die ausreichende Versorgung mit allen wichtigen Nährstoffen sicherzustellen und persönliche Unverträglichkeiten zu ermitteln. Die Art der Ernährung beeinflusst Wohlbefinden und Vitalität jedes Menschen. Auch Betroffene mit einer chronisch entzündlichen Darmerkrankung können mit einer vielseitigen und hochwertigen, auf die individuellen Gegebenheiten abgestimmten Ernährung Beschwerden mildern, mehr Kraft gewinnen und die Selbstheilungskräfte unterstützen.

Nahrungsmittelallergien und -unverträglichkeiten

Nach heutigem Wissen ist bei CED-Erkrankten nur in sehr seltenen Fällen eine Nahrungsmittelallergie festzustellen, die den Darm einschränkt. Es besteht allerdings der Verdacht, dass Nahrungsmittelzusatzstoffe und auch bestimmte Nahrungsmittelinhaltsstoffe ein mitauslösender Faktor sind. Um dies abschließend beurteilen zu können, stehen aber noch weitere Untersuchungen aus.

Im Wissen um diesen Verdacht und auch wegen der oftmals erhöhten Durchlässigkeit der Darmwand erscheint es sinnvoll, den Anteil Schadstoffe und künstliche Zusatzstoffe in der täglichen Ernährung gering zu halten. Das ist in unseren Fast-Food-Zeiten nicht immer ganz einfach. Trotzdem sollten Betroffene versuchen, die Lebensmittel so naturbelassen wie möglich auszuwählen und den »Chemiebaukasten« in Fertiggerichten und Fertig-

soßen weitgehend zu meiden oder Fertigprodukte ohne Zusatzstoffe zu wählen. Auch Tiefkühlprodukte ohne Soße und Gewürze sind eine Alternative.

Tipp

Vieles spricht auch für Produkte aus kontrolliert biologischem Anbau: Es lassen sich zwar nicht alle Schadstoffbelastungen aus unserer Umwelt vermeiden, aber die ökologische Landwirtschaft verzichtet zumindest auf künstliche Düngung und chemische Schädlingsabwehr.

Dies sind eher vorsorgliche Empfehlungen nach der Devise »Weglassen, was den Organismus belasten könnte«. Daneben spielen Nahrungsmittelunverträglichkeiten bei vielen Betroffenen eine erhebliche Rolle. Sie sind individuell und lassen sich nicht immer ganz leicht herausfinden.

Unverträglichkeiten ermitteln

Einige Betroffene können relativ schnell feststellen, welche Lebensmittel und Zubereitungsformen für sie schlecht verträglich sind. Bauchschmerzen, Durchfälle, Blähungen lassen sich für sie eindeutig mit dem Genuss bestimmter Speisen in Zusammenhang bringen. Streicht man diese aus dem Speiseplan, lässt sich oft eine merkliche Verbesserung der Lebensqualität erreichen. Diese Eindeutigkeit ist häufig in besonders »empfindlichen« Phasen gegeben, z. B. in der Zeit nach einer Operation oder einem Entzündungsschub.

Aber manchmal lassen sich unverträgliche Nahrungsmittel nicht so leicht identifizieren. In diesem Fall ist es hilfreich, ein Ernährungs- und Beschwerdentagebuch zu führen. Steht danach ein Lebensmittel im Verdacht, Beschwerden auszulösen, lässt der Betroffene es eine Weile weg und überprüft, ob die Beschwerden nachlassen. So kann man nach und nach unverträgliche Nahrungsmittel für sich herausfinden.

Eine anderer, allerdings etwas langwieriger Weg zur Ermittlung von Unverträglichkeiten ist die Ausschlussdiät: Der Betroffene isst ein bis zwei Wochen nur die Nahrungsmittel, mit denen er sich wohlfühlt. Nach dieser Zeit nimmt er alle zwei bis drei Tage ein neues Nahrungsmittel hinzu und protokolliert die Reaktion in einem Tagebuch. Treten nach einem neu eingeführten Nahrungsmittel Beschwerden auf, streicht er es sofort wieder aus dem Speiseplan. Sind die Symptome abgeklungen, testet er auf diesem Wege ein neues Nahrungsmittel. Am Ende stehen die persönlichen Unverträglichkeiten fest. Dieser Weg ist nur für besonders schwierige Situationen geeignet und sollte immer von einer Ernährungsberatung begleitet werden.

Tipp

Es lohnt sich allerdings, die als nicht verträglich identifizierten Nahrungsmittel nach einer Erholungsphase erneut auszutesten. Denn oft werden mit der zunehmenden Gesundung auch wieder mehr Lebensmittel vom Körper toleriert und die Einengung des Speiseplans ist nicht mehr in dem Ausmaß erforderlich.

Milchzuckerunverträglichkeit

Bei Morbus Crohn und Colitis ulcerosa tritt häufig – besonders im Entzündungsschub – eine Unverträglichkeit gegenüber dem Milchzucker (Laktose) auf. Das milchzuckerspaltende Enzym Laktase wird im Dünndarm nicht ausreichend gebildet, die ungespaltene Laktose gelangt dann in tiefere Darmabschnitte und verursacht dort Durchfälle und auch Blähungen.

Man sollte in diesem Fall
- milchzuckerhaltige Lebensmittel meiden,
- nach Abklingen der Beschwerden austesten, inwieweit laktosearme Milchprodukte vertragen werden,
- ausprobieren, ob die Gabe von Laktasepräparaten(z. B. Kerulac , Laktrase) die Verträglichkeit von Milch-

zucker verbessert (besonders wichtig beim Essen unterwegs).

Laktose findet sich in Milch, Milchprodukten und z. B. auch in Konserven, Würstchen, manchen Broten, Puddings, Speiseeis, Milchschokolade, Salatdressings und Instant-Gerichten. Naturjoghurt vertragen CED-Erkrankte oft gut, da die Joghurtkeime im Darm noch erhebliche Mengen Milchzucker abbauen können. Laktosearm sind Milchprodukte wie z. B. Edelpilzkäse, Butterkäse, Harzer, Mozzarella. Zudem gibt es laktosefreie Milch und Milchprodukte inzwischen in jedem Supermarkt.

Eine Laktoseintoleranz lässt sich über einen Funktionstest (H2-Atemtest) zur Feststellung von Kohlenhydratmalabsorption (»schlechte« Aufnahme von Zucker) diagnostizieren. Auch die seltener auftretende Unverträglichkeit gegenüber Fructose, Sorbit oder eine bakterielle Fehlbesiedlung lassen sich durch einen solchen Test feststellen. Diese Diagnostik und die daraus folgende Ernährungsumstellung führen oft zu einer merklichen Eingrenzung der Beschwerden.

Tipp

Bei vielen Betroffenen mildert sich die Intoleranz gegenüber Laktose mit dem Abklingen der Entzündung. Es lohnt sich also für Sie durchaus, nach einer Weile zu überprüfen, ob Sie kleine Mengen laktosehaltiger Lebensmittel wieder vertragen.

Essen und Trinken bei schwacher Krankheitsaktivität

In den ruhigeren Zeiten der Erkrankung sollten Betroffene neben dem Ausschluss unverträglicher Nahrungsmittel eine Ernährung anstreben, die den Körper mit allen lebensnotwendigen Stoffen ausreichend versorgt. Denn unzureichendes und unausgewogenes Essen schwächt den Gesamtorganismus und ist eine schlechte Ausgangslage für anhaltende Gesundung.

Mit einer Ernährung, die
- hochwertig,
- abwechslungsreich,
- ballaststoffreich (außer bei Stenosen), soweit es vertragen wird,

- schmackhaft,
- sanft und schonend

ist, kann der Betroffene seine Vitalität steigern und die Heilung unterstützen.

Empfehlungen für eine hochwertige und verträgliche Ernährung

Generell sollten Betroffene mit Nahrungsmitteln zurückhaltend sein, die den Darm belasten oder reizen: blähendes Gemüse (Kohl, Hülsenfrüchte), sehr fettreiche Speisen, sehr scharfe Gewürze, grobe Vollkornbrote und Müslis, viel Säurehal-

135

tiges (Zitronen, Orangen, auch Orangen-
saft), viel Zuckerhaltiges (auch Limonaden
und Colagetränke), Getränke mit viel Koh-
lensäure und sehr kalte oder sehr heiße
Speisen.

Tierischen Lebensmitteln kommt wegen
des hohen Eiweißgehalts eine höhere Bedeutung zu als bei gesunden Menschen.
Bei ausreichendem Körpergewicht und
geringer Entzündungsaktivität sollten
Betroffene Fleisch und Wurst allerdings
nur dosiert genießen. Milch und Milchprodukte sind zusätzlich wertvolle Kalzi-
umlieferanten, die bei Kortisoneinnahme

eine ergänzende Maßnahme zur Vorbeu-
gung gegen Osteoporose sind.

Die folgenden Aufzählungen sollen nur
eine Orientierung sein. So eine starke
Einschränkung ist zum Glück in vielen
Fällen nicht notwendig. Sowohl der persönliche Geschmack als auch die Verträglichkeit lassen oft wesentlich mehr, aber
manchmal auch weniger Lebensmittel zur
Auswahl zu. Wichtig ist, die persönlichen
Essgewohnheiten zu überdenken und in
Richtung auf eine hochwertigere Ernährung in kleinen Schritten zu verändern.

Ernährungsempfehlungen für CED-Erkrankte.

Nahrungsmittel	Sorten und Mengen
Fleisch, Wurst	mageres Huhn, Pute, Rinderfilet, Geflügelaufschnitt, magere Wurstsorten
Fisch	magere Sorten wie Forelle, Scholle, Seelachs; bei Verträglichkeit auch Lachs
Milch, Milchprodukte	magere, milde Käsesorten, Naturjoghurt und andere Sauermilchprodukte, Quark
bei Laktoseintoleranz	Sojamilch, Tofu, laktosefreie Milch und Milchprodukte
Fette und Öle	Fette eher sparsam verwenden, z. B. Butter, Pflanzenmargarine, kalt gepresste Öle (Sonnenblumen-, Oliven-, Distel-, Raps-, Sojaöl), kleine Mengen Sahne oder Crème fraîche, keine gehärteten Fette
Getränke	täglich 1,5 bis 2 Liter, stilles, kohlensäurearmes Mineralwasser, verdünnte Fruchtsäfte, Gemüsesäfte, Kräutertees, schwarzen und grünen Tee in Maßen
Gewürze	nicht zu viel Salz (außer bei starkem Durchfall), getrocknete Kräuter zum Kochen, frische Kräuter, Gemüsebrühextrakte (z. B. Frugola), reine Sojasoße (Tamari, Shoyu), Sojapaste (Miso), Zwiebeln und Knoblauch nur wenn verträglich

Pflanzliche Lebensmittel sollten einen möglichst großen Anteil am Speiseplan einnehmen:

- Getreide, Getreideprodukte und Kartoffeln: fein geschrotetes Vollkornbrot, Vollkornknäcke, ungesüßter Zwieback, feine Vollkornflocken, gegarte Vollkornprodukte wie z. B. Reis, Nudeln, Hirse, Bulgur, Quinoa; Kartoffeln eher als Pellkartoffeln, Süßkartoffeln

- Gemüse: weich gegartes Gemüse, z. B. Möhren, Zucchini, Broccoli, Fenchel, Kürbis, Romanesco, Salate und Rohkost nach Verträglichkeit (sehr fein geschnitten oder gerieben)
- Obst: reife Äpfel, Birnen, Erdbeeren, Himbeeren, Aprikosen, Bananen, Honigmelone, Blaubeeren, reife Mango, alles eventuell auch in gedünsteter Form.

Essen und Trinken bei starker Krankheitsaktivität

Im akuten Entzündungsschub ist Essen oft schwierig. Appetitlosigkeit, Bauchweh, Durchfälle und das Gefühl, mit dem Essen die Beschwerden zu verschlimmern, machen ein normales Essen und Trinken oft unmöglich. Dabei ist es gerade in dieser Zeit wichtig, den Körper ausreichend mit Energie, Nährstoffen und Flüssigkeit zu versorgen. Sogar in einem höheren Maß als unter »gesunden« Umständen. Der Organismus befindet sich in einem Stresszustand, der mit einem erhöhten Energieverbrauch einhergeht und auch auf Eiweiße, Fette und Kohlenhydrate aus der Körpersubstanz zurückgreift.

In einer solchen Situation ist es sinnvoll, mit Arzt und Ernährungsberater die Ernährung als Teil der Therapie individuell zu bestimmen. Als sehr hilfreiche Ergänzung zur normalen Ernährung hat sich hier die »künstliche« Ernährung erwiesen. Sie entlastet den Verdauungstrakt und gewährleistet gleichzeitig eine optimale Nährstoffversorgung.

Formuladiät

Am häufigsten eingesetzt werden spezielle Trink- und Sondennahrungen, auch Formuladiät oder »Astronautenkost« genannt. Davon gibt es zwei Formen: Die chemisch-definierte und die nährstoffdefinierte.

Ist die Verdauungsleistung eingeschränkt, eignen sich chemisch-definierte Formuladiäten. Sie bestehen aus Bausteinen von Eiweißen, Kohlenhydraten und Fetten. Der Dünndarm kann sie in seinem oberen Teil fast vollständig aufnehmen. Viele Produkte sind nicht zum Trinken geeignet und werden über eine Sonde verabreicht.

Nährstoffdefinierte Formuladiäten enthalten alle wichtigen Nahrungsbestandteile in größeren Bausteinen, der Verdauungstrakt muss sie erst aufspalten. Sie werden eingesetzt, wenn die Verdauungsleistung erhalten ist. Es gibt sie in trinkbarer Form mit unterschiedlichen Geschmacksstoffen versetzt. Beide Formen gewährleisten eine ausreichende Ernährung. Üblicherweise werden Trinknahrungen als Zusatzkost zum Ausgleich von Gewichtsverlusten und Mangelzuständen verwendet.

Ist eine Versorgung über die normale Ernährung und/oder Trinknahrung über den Magen-Darm-Trakt nicht möglich, überbrückt diese Zeit die parenterale Ernährung, also eine Ernährung über Infusionslösungen. Sie wird direkt in die Vene gegeben. Auch auf diese Art ist eine vollständige Versorgung mit allen Nährstoffen möglich.

In den meisten Fällen ist es aber auch im akuten Entzündungsschub möglich, sich mit Erzeugnissen aus der eigenen Küche zu ernähren. Nur sollte sowohl die Auswahl der Nahrungsmittel als auch deren Zubereitungsform immer genau auf die Empfindlichkeit und die verminderte Leistungsfähigkeit des Verdauungstraktes zugeschnitten sein.

Orientierungspunkte für die Ernährung

- Speisen sehr weich dünsten oder kochen. Noch bekömmlicher sind sie in pürierter oder passierter Form. Als »schnelle Küche« bietet sich an, Babykost aus dem Glas zu essen.
- Häufige kleine Mahlzeiten über den Tag verteilen.
- Viel Kräutertee (z. B. Kamille, Fenchel, Anis, Salbei, Pfefferminze) und Wasser trinken (möglichst mehr als zwei Liter).
- Lebensmittel mit geringem Ballaststoffgehalt bevorzugen, auch keine Vollkornprodukte.

- Beispiele für die Lebensmittelauswahl sind
  - zartes, mageres Geflügelfleisch, magerer Fisch,
  - milder Naturjoghurt, Dickmilch, Magerquark,
  - Tofu (Sojaquark),
  - Brei aus feinen Getreideflocken oder Grieß,
  - altbackenes Weizenbrot, Zwieback, Weizenknäckebrot,
  - Gemüsebrühe, zartes Gemüse wie Möhren, Spinat, Zucchini, Spargelspitzen, Broccoli, Kürbis
  - Kartoffelbrei (ohne Milch), Reis (parboiled),
  - reife gedünstete Äpfel, Bananenmus,
  - geringe Mengen Halbfettmargarine oder Butter, kein stark erhitztes Fett, evtl. MCT-Fette.
- Anreichern der Mahlzeiten mit z. B.
  - geschlagenem Ei,
  - kleinen Mengen Fett,
  - Eiweißkonzentrat, unbedingt laktosefrei! (z. B. Protein 88®; Apotheke),
  - Maltodextrin ® (Konzentrat aus Maisstärke; Apotheke oder Reformhaus).

Die Kunst zu speisen

Unsere Ernährungsgewohnheiten sind oft von hastigem und unregelmäßigem Essen bestimmt. Auch das kann eine Belastung für die Verdauung sein und Beschwerden verschlimmern. Ruhige und entspannte Mahlzeiten führen nicht nur zu größerem Genuss, sie sind auch eine Möglichkeit, für sich und den eigenen Körper gut zu sorgen.

Von den folgenden Punkten sollte sich jeder etwas mit in den Alltag nehmen:
- In Ruhe essen, eine möglichst entspannte Atmosphäre schaffen.
- Regelmäßige kleine Mahlzeiten über den Tag verteilen.
- Gut kauen.
- Das Essen für das Auge ansprechend anrichten.
- Nicht zu viel auf einmal essen.
- Nicht zu heiß oder zu kalt essen.
- Abends nur leichte Mahlzeiten einnehmen.
- Schmausen, speisen und genießen.

Adäquat reagieren bei: Durchfall

Durchfälle bei chronisch entzündlichen Darmerkrankungen können unterschiedliche Ursachen haben. Nicht immer ist ausschließlich die Entzündung dafür verantwortlich. Mögliche Gründe für ihr Entstehen können sein:
- starke Ausscheidung und wenig Aufnahme von Flüssigkeit (entzündungsbedingt)
- vermehrte Darmbewegungen
- Gallensäureverlust/Fettverdauungsstörungen
- Kohlenhydratmalabsorption (z. B. Milchzuckerunverträglichkeit, Fructoseunverträglichkeit)
- zu kurze Darmpassage nach Operationen (Kurzdarmsyndrom)
- bakterielle Infektionen
- Ernährungsfehler
- Aufregung, Überforderung, Angst

Bei anhaltenden Durchfällen kommen oft mehrere Faktoren zusammen. Wichtig ist, den einzelnen Gründen auf die Spur zu kommen und mit der für den Einzelfall geeigneten Therapie entsprechend zu reagieren. So lassen sich hartnäckige Durchfälle nach und nach mildern.

Empfehlungen bei Durchfall
- Viel Flüssigkeit trinken und sehr schonend essen.
- Zum Essen nichts trinken, dafür aber zwischen den Mahlzeiten viel Flüssigkeit zu sich nehmen.
- Nahrungsmittel meiden, die den Darm zusätzlich reizen können, wie z. B. fette, scharfe, sehr grobe und sehr zuckerhaltige Speisen. Unverträglichkeiten klären. Eventuell klären, ob eine Laktoseintoleranz oder eine Unverträglichkeit gegenüber Fructose oder Sorbit vorliegt.
- Kaffee, Alkohol, größere Mengen schwarzen und grünen Tee meiden. Die anregende Wirkung dieser Getränke kann auch die Darmbewegungen anregen.
- »Eindickende« Speisen bevorzugen (nicht bei Stenosen): Einige Ballaststoffe haben eine große Wasserbindungsfähigkeit und können so helfen, den Stuhl einzudicken. Dadurch lassen sich manchmal die Stuhlentleerungen vermindern. Solche Quellstoffe sind z. B. Pektin, Haferkleie, Guarmehl, indische Flohsamenschalen. Feingeriebener Apfel (mit Schale), feinblättrige Voll-

kornhaferflocken (mit heißem Wasser gequollen), gemuste Banane und Möhrenbrei erfüllen diesen Zweck. Verstärken lässt sich diese Wirkung durch das Einrühren fertiger Produkte in Speisen, z. B.

- Rohapfelpräparat Aplona©,
- Johannisbrotmehlpulver,
- Karottenreisschleim instant (Töpfer, Apotheke),
- Flohsamen (vom indischen Spitzwegerich): Metamucil®, Pascomucil® oder Flosa® (Apotheke).

Genug Wasser einschleusen

Bei starken Durchfällen verliert der Körper viel Flüssigkeit und Mineralstoffe. Der Darm schwemmt körpereigene Flüssigkeit aus und nimmt auch kein Wasser aus der Nahrung mehr auf. Deshalb hat man auch oft das Gefühl, dass Trinken das Geschehen verschlimmert. Eine speziell darauf abgestimmte Glukose-Elektrolyt-

Lösung kann helfen, Wasser und Mineralstoffe einzuschleusen und damit auch die Durchfälle zu vermindern. Diese Lösung gibt es in der Apotheke (z. B. Elotrans®).

Fettverdauungsstörungen mildern

Bei Morbus Crohn ist häufig der Endabschnitt des Dünndarms (terminales Ileum) erkrankt oder operativ entfernt worden. Gerade hier findet aber normalerweise die Rückresorption der Gallensäuren statt, die bei der Aufspaltung der Fette eine maßgebliche Rolle spielen. Ist dieser Kreislauf gestört, gelangen die Gallensäuren und in der Folge auch unverdaute Fette in den Dickdarm und rufen dort Durchfälle hervor.

In leichteren Fällen lässt sich das Geschehen durch eine sehr fettarme Ernährung mildern. Zusätzlich sollten Betroffene ein Präparat zum Binden der Gallensäuren einnehmen. Reichen diese Maßnahmen nicht aus, ist eine zeitweise Umstellung auf spezielle, sogenannte kurzkettige Fette (MCT-Fette) notwendig. Der Darm kann sie auch ohne Gallensäuren im Darm aufnehmen. Diese grenzen die Durchfälle ein und sichern gleichzeitig die Versorgung mit Fetten und fettlöslichen Vitaminen.

Die Umstellung auf MCT-Fette sollte langsam und stufenweise erfolgen. In einer solchen Situation ist es sinnvoll, sich von einer Ernährungsberatung Hilfe zu holen. Sie weiß viel über den Umgang mit diesen Fetten und auch über weitere Probleme,

WISSEN

Hilfe aus der Küche

Muss es schnell gehen, kann auch helfen:

- eine Tasse Tee mit einem gehäuften Teelöffel Traubenzucker/ Haushaltszucker und einer Prise Salz
- Reistee (Reis mit viel Wasser kochen, Flüssigkeit mit Salz trinken)
- gesalzene Brühe

die mit einer Fettverdauungsstörung einhergehen können. MCT-Fette gibt es als Margarine und Öl (»mct-basis-plus Margarine, Öl und weitere Produkte« sowie »Ceres«-Margarine und -Öl im Reformhaus).

Adäquat reagieren bei: Stenosen

Bei chronisch entzündlichen Darmerkrankungen entstehen oft entzündungsbedingte oder narbige Einengungen des Darms (Stenosen). Grobe und langfaserige Nahrungsbestandteile können sich vor einer solchen Stenose stauen und die Darmpassage blockieren. Erkrankte mit bekannten Stenosen sollten deshalb grobe und faserige Lebensmittel meiden und sich insgesamt, entgegen der sonstigen Empfehlung, ballaststoffarm ernähren, bei sehr engen Stenosen auch in passierter (pürierter) Form oder mit Formuladiäten. Auch hier können Sie sich selbst unterstützen: Gerade bei Stenosen ist es wichtig, die Nahrung sehr gut zu kauen und viel zu trinken!

Problematisch sind z. B.

- die Haut von Paprika und Tomaten
- Blattsalate
- Spargel
- Orangen, Zitronen, Aprikosen
- grobe Vollkornprodukte
- Nüsse und Samen
- Pilze
- Mais
- Obstschalen und Obstkerne
- Trockenfrüchte
- zähes, faseriges Fleisch

Adäquat reagieren bei: Blähungen

Blähungen bei CED werden durch Störungen der Verdauungsfunktion und der Darmbewegungen hervorgerufen. Sie können sehr unangenehm und schmerzhaft sein. Eine Beeinflussung der Beschwerden über die Ernährung ist oft schwierig. In den meisten Fällen lässt sich aber dennoch eine Milderung erreichen. Wichtig ist es, für sich persönlich herauszufinden, welche Lebensmittel und Zubereitungsarten das Geschehen verschlimmern. Dabei hilft es oft, für eine Weile ein Ernährungs- und Beschwerdentagebuch zu führen. Blähende Nahrungsmittel sollten Betroffene dann meiden. Als blähend gelten allgemein: Kohl, Hülsenfrüchte, Zwiebeln, Lauch, Knoblauch, frisches Brot, Vollkornprodukte in Verbindung mit Zucker, Eier, fettreiche Nahrungsmittel, fettreiche Käse, Milch, Kaffee, schwarzer Tee, kalte, kohlensäurereiche Getränke, Alkohol, scharfe Gewürze, Zuckerhaltiges, aber auch hastiges Essen und unzureichendes Kauen.

WISSEN

Tipps gegen Blähungen und Geruch

- Heidelbeerdicksaft, Preisselbeerdicksaft
- Naturjoghurt (bei Laktoseintoleranz ausprobieren)
- Kümmel, Fenchel, Anis, Pfefferminze
- pektinreiche Lebensmittel (z. B Apfel, Banane, Aprikose, Karotte)
- Ballaststoffe stark reduzieren
- Zuckerkonsum stark einschränken
- feingehackte Petersilie
- viel trinken
- körperliche Bewegung
- regelmäßige, ruhige Mahlzeiten
- Entspannung und Wärme
- feuchtwarme Bauchwickel

Manchmal hilft es auch, den Anteil der Ballaststoffe in der Ernährung zu verringern. Denn beim Abbau der Ballaststoffe durch die Bakterien der Darmflora entstehen unter anderem Gase. Bei länger anhaltenden Beschwerden sollte man klären, ob eine Milchzuckerunverträglichkeit (Laktoseintoleranz), eine Fructoseunverträglichkeit oder eine bakterielle Fehlbesiedlung des Darms als Ursache für die Blähungen infrage kommen. Auch hier gilt: Kauen Sie das Essen gut durch. Der Speichel bereitet die Nahrung so vor, dass der Magen »weniger Arbeit« damit hat.

Entspannungsverfahren

Georg Tecker

Die Reise zu sich selbst beginnt mit Ruhe, in der Entspannung in den Körper einkehren kann. Lesen Sie, wie Sie sich mit Techniken wie Meditation, Bodyscan, Massagen und Klopfen von Akupunkturpunkten viel Gutes tun können. Finden Sie Ihren Weg, um regelmäßig eine Pause zu machen. Auch die Bauchatmung ist ein probates Mittel, um Schmerzen zu regulieren.

Wichtig für das Erlernen eines Entspannungsverfahrens ist regelmäßiges Üben einer körperlich-seelischen Entspannungsreaktion. Dabei wird innerhalb des autonomen Nervensystems der Parasympathikus aktiviert, der für die Erholung körperlicher Prozesse wie etwa der Verdauung von Bedeutung ist. Der Sympathikus, quasi der Gegenspieler, wird in dieser Zeit gehemmt, da Leistung im Moment nicht angsagt ist. Durch Üben und häufiges Wiederholen einer Entspannungsübung wird im Zentralnervensystem die Entspannungsreaktion leichter und schneller eingeübt, Fachleute sprechen von »Bahnung«, da neue Schaltverbindungen im Gehirn entstehen. Dadurch fällt es in Stresszeiten dann leichter, sich körperlich zu entspannen, loszulassen und vielleicht neues Verhalten auszuprobieren.

Da Verspannungen auf seelischer, geistiger und körperlicher Ebene festgehalten werden, ist es wichtig, im entspannten Zustand eine bequeme und entspannungsförderliche Haltung einzunehmen. In ihr nehmen wir die Entspannung bewusst wahr und können Spannungen auch gut loslassen. Betroffene können auf einem Stuhl, auf einer Liege oder Matratze üben.

Um Menschen mit CED dabei Hilfe und positive Erfahrungen anzubieten, gibt es im Krankenhaus Hamburg Rissen seit dem Jahre 1990 ein besonderes Gruppenangebot (www.ced-hamburg.de). Es besteht aus regelmäßig stattfindenden, offenen Abendtreffen. Das Jahresprogramm besteht aus folgenden Themenbereichen:

1. Entspannungsverfahren mit Durchfühlübung und Autogenem Training
2. Stressbewältigung, Gedanken abschalten, Meditation und weitere Themen
3. Vertieftes Bauchatmen als Mittel der Schmerzkontrolle
4. Selbstmassage

Das Ziel ist ein verbesserter Umgang mit alltäglichen Belastungen.

Kursteilnehmer, die ein Entspannungsverfahren lernen möchten, frage ich zu

Beginn der ersten Stunde meist: »Wie entspannt ihr euch am besten? Was tut ihr für euer Wohlbefinden?« Ich möchte damit den Blick darauf richten, jeden Tag etwas zu machen, mit dem sich der Einzelne wohlfühlt, womit er sein Energiepotenzial auffüllen kann. Es ist gut, am Ende des Tages sagen zu können: »Heute bin ich mit mir zufrieden. Heute war ein guter Tag.«

In besseren Zeiten mag das gelingen – etwa durch Gartenarbeit oder Wandern in der Natur. In Erkrankungszeiten fällt es oft schwerer, den Körper positiv zu erleben und mit der Zeit mehr lieben zu lernen. Dazu ist gut, wenn jeder frühzeitig ein Entspannungsverfahren übt, um es später auch in Notsituationen anwenden zu können.

Einleitungsritual für Entspannungsverfahren

Es ist wichtig, in der Zeit der Entspannung äußere Einflüsse erst einmal zurückzustellen – vielleicht sogar ein Schild an die Tür mit der Aufschrift: »Bitte nicht stören« anzubringen.

Um (innere und äußere) Störungen zu begrenzen, können Betroffene vier Sätze aufschreiben bzw. sich beim Entspannen langsam und eingängig vorsagen. Sie können in verschiedenen, alltäglichen Situationen angewendet werden:

1. Es ist meine Zeit – ich schalte ab.
2. Ich gehe mit meiner Aufmerksamkeit ganz zu mir und meinem Körper – alles andere ist gleichgültig und weit weg.
3. Es gibt nichts zu tun – alles geschieht von selbst.
4. Ich bin ganz ruhig – Ruhe.

Diese Formeln lernen manche Teilnehmer vor dem Erproben der eigentlichen Entspannungsübungen auswendig – das heißt: Sie erproben sie in einer Phase, in der sie sich Zeit für sich nehmen möchten.

Wenn diese Sätze dann später in Gedanken vorgesprochen werden, haben sie die Tendenz, sich selbst zu verwirklichen.

Durchfühlübung (Bodyscan)

Die erste Übung, die ich vor Beginn des eigentlichen Autogenen Trainings durchführe, nenne ich die Durchfühlübung. Ziel ist, die einzelnen Teile des Körpers wahrzunehmen. Für die folgende Übung lasse ich mir zwischen 15 und 30 Minuten Zeit.

Ich lege mich bequem hin ... spüre die Stellen meines Körpers, mit denen ich die Unterlage berühre – und verändere eventuell meine Lage, wenn es noch bequemer gehen kann ... Ich mache mir bewusst, dass ich atme ...

Ich gehe jetzt mit meiner Aufmerksamkeit zu meinem rechten Bein – und hinab bis zu den Zehen – nehme die Zehen des rechten Fußes wahr ... die Fußsohle ... den Fußspann ... das Fußgelenk ... den rechten Unterschenkel ... das Kniegelenk ... den rechten Oberschenkel ... die Hüfte, die rechte Pobacke, die linke Pobacke – und das linke Bein bis hinab zu den Zehen. Ich nehme die Zehen des linken Fußes wahr ... die Fußsohle ... den Fußspann des linken Fußes ... das Fußgelenk ... den linken Unterschenkel ... das Kniegelenk .... den linken Oberschenkel ... die Hüfte ... die Geschlechtsorgane ... den Anus ... bis zum unteren Ende der Wirbelsäule – und wandere Wirbel für Wirbel nach oben ... bis zum oberen Ende der Wirbelsäule. Ich nehme den Kopf wahr – die Stellen, an denen die Haare sind ... die Stirn ... die Augen ... Nase ... Wangen ... Ohren ... Mund ... das Kinn – und lasse mit jedem Ausatmen ein bisschen mehr los ... Ich nehme den Hals wahr – die rechte Schulter – und den rechten Arm hinab bis zu den Fingern – die einzelnen Finger – die Innenseite der Hand – die Außenseite der rechten Hand ... das Handgelenk ... den Unterarm – das rechte Ellenbogengelenk ... den Oberarm – zum linken Arm – und hinab bis zu den Fingern der linken Hand – die Innenseite der Hand – die Außenseite der linken Hand ... das Handgelenk – den Unterarm – das linke Ellenbogengelenk ... den Oberarm – und gehe mit meiner Aufmerksamkeit zur Brust ... und zum Bauch – und lasse mit jedem Ausatmen ein bisschen mehr los. Und spüre, wie mit jedem Ausatmen die Entspannung ... tiefer wird. Lasse mich hineingleiten in ein wohliges Gefühl der Ruhe ... Schwere ... und der tiefen Entspanntheit ... und spüre nun den ganzen Körper: er ist warm, schwer und ruhig – ich lasse die Ruhe auf mich wirken.

Den jetzt erreichten Zustand einer tiefen Entspannung kann ich in verschiedenartiger Weise für mich nutzen. So kann ich mich z. B. an eine schöne Situation in meinem Leben erinnern ... und meine Seele und den Leib mit den guten Gefühlen, die ich damals hatte, wie einen Akku aufladen (vielleicht mit Freude, Kraft und Energie, Zuversicht, Sicherheit, Liebe).

Ich kann mich aber auch auf einen Körperteil oder ein Organ konzentrieren ... und mir vorstellen, wie dieses in ganz besonderer Weise entspannt oder auch heilt. Ebenso kann ich mir aber auch vorstellen – möglichst bildlich –, wie sich mein Darm immer mehr entspannt, wie die weißen Blutkörperchen – gleichsam als Polizisten – alle krank machenden Elemente, vor allem Bakterien, vernichten, wie Entzündungsherde immer kleiner werden und sich immer mehr normales, gesundes Gewebe bildet. In einer früheren Veröffentlichung habe ich ausführlich beschrieben, wie Betroffene durch Visualisierung von Licht und Wärme, von positiver Wirkung von Medikamenten oder gesunder Ernährung den Heilungsprozess unterstützen. Wichtig ist, dass die Bilder und Vorsatzbildungen stimmig sind und der Übende den Inhalt vertreten kann (Betroffenenberichte zur Heilübung auf: www.ced-hamburg.de).
Ich möchte mit diesen Hinweisen die Kraft von Vorstellungen, Gedanken und Worten deutlich machen. In offenen Abenden möchte ich gute Erfahrungen ermöglichen und dazu ermuntern, diese Erfahrungen öfter zu machen. Ich versuche, Schwierigkeiten der Teilnehmer

beim Entspannen durch Entspannungsge-schichten aufzulösen und eine tiefere Ent-spannungsebene zu ermöglichen.

Beenden von Entspannungs-übungen

Vor Beendigung der Entspannungsübun-gen sollte der Übende den Organismus aktivieren, ohne dabei die gemachten Erfahrungen von Ruhe und Gelassenheit »wegzuradieren«. Deshalb ist wichtig, am Ende jeder Entspannungsübung Arme und Beine kräftig anzuspannen – und loszulassen, um wieder einen normalen Muskeltonus herzustellen. Als nächstes tief ein- und auszuatmen, um den Körper auf bevorstehende Aktivitäten einzustim-men. Und zuletzt die Augen zu öffnen und die Wahrnehmung bewusst nach außen zu lenken, sich Zeit zu lassen dabei und in der eigenen Geschwindigkeit in der Ge-genwart anzukommen.

Meditation in Ruhe und Bewegung

Mit Meditation meine ich das Üben einer Haltung, die einhergeht mit der Beob-achtung innerer Zustände (Gedanken, Gefühle, Atmen, Anspannung etc.) Es ist bekannt, dass Stress nicht nur durch äu-ßere Belastungen entsteht und aufrecht-erhalten wird, sondern auch durch eigene Gedanken, Einstellungen und Haltungen. Daher ist es wichtig, eigene Gedanken-muster kennenzulernen.

In einer meditativen Haltung versuche ich, eine Distanz zu dem herzustellen, was in mir passiert – quasi einen inneren Be-obachter zu »installieren«. Mit diesem Ab-stand verschaffe ich mir mit der Zeit mehr innere Ruhe. Ich beobachte dabei etwa immer wiederkehrende Gedanken, die mich am Grübeln halten. Diese Gedanken haben in der Regel mit der Vergangenheit oder der Zukunft zu tun, aber nicht mit dem Jetzt. Sie verbrauchen viel Kraft. Je mehr jemand grübelt, umso unglücklicher fühlt er sich. Viele Menschen sind heute Dauerüberleger geworden, müssen stän-dig Entscheidungen treffen, über Alter-nativen nachdenken. Dann tritt die Frage auf, ob es möglich ist, sich vom ewigen Grübeln zu distanzieren? Hilfreich ist, Ge-danken als das zu erkennen, was sie sind, nämlich bloße Gedanken, aber nicht die Wahrheit oder Realität.

Meditationsübung

Ich setze mich bequem an einen ruhigen Ort … schließe die Augen … und beobach-te meine Gedanken. Dabei kann ich mir vorstellen, auf einer Brücke zu stehen und auf einen Fluss hinabzuschauen, auf dem Blätter schwimmen. Wenn ein Gedanke kommt, lege ich ihn auf eins der Blätter und beobachte wie er Richtung Horizont verschwindet. Bis schließlich ein neuer Gedanke kommt …

Nach der Übung schreibe ich diese Gedanken auf – und versuche, die Botschaften herauszufiltern, die sich mir angeboten haben. Gedanken haben oft Aufforderungscharakter: »Sei sparsam«, »Sei sauber«, »Du musst aufpassen, dass …« Wer sich diese Botschaften vorliest, ärgert sich vielleicht über diesen ständigen Begleiter und spürt, wie lästig dieser Gedankenwirrwarr ist. Oft halten uns Gedanken in einer hoffnungslosen Stimmung: »Ich kann nicht abschalten« – anstatt »Ich kann bisher nicht abschalten«. In diesem Falle würde ich mir eine Chance geben, etwas zu verändern.

Achtsamkeit schulen und lenken lernen.

In den vergangenen Jahren ist die Meditation als Schulung der Achtsamkeit vermehrt in das Bewusstsein getreten. Dabei geht es darum, den gegenwärtigen Augenblick zu erfahren, Erwartung loszulassen und alle aufkommenden Gedanken und Gefühle sowie Spannungen und Schmerzen einfach nur zu betrachten.

Diese Technik macht empfindsam für die eigenen Körperempfindungen, die Gedanken und Gefühle. Der Blick auf das Selbst wird klarer. Wer Achtsamkeit schulen möchte, sollte mit der Aufmerksamkeit im Hier und Jetzt bleiben. Innerlich sich das bewusst machen, was ich jetzt tue: »Ich lese« – »Ich atme« – »Ich sitze« – »Ich atme« … Wenn ich aufgeregt bin und ein Jucken auf der Haut habe, heißt Aufmerksamkeit nicht, darüber nachzudenken. Sie bedeutet, das Gefühl einfach zu beobachten, es zu fühlen und es damit anzuerkennen und so zu akzeptieren, wie es ist. Manche Gefühle sind leicht zu identifizieren: Wut, Angst, Traurigkeit – andere benötigen Zeit, sie anzuerkennen.

Unterschiedliche Gruppen sowie Volkshochschulen bieten Angebote mit verschiedenen Schwerpunkten an, um Meditation zu üben. Z. B. in einer sitzenden Haltung (Zen-Meditation, Viapassana-Meditation) oder in Bewegung (Yoga, Tai Chi, meditative Tänze).

Selbstmassage als Genusstraining

Sich selbst Gutes tun und sich bewusst selbst liebevoll und zärtlich berühren – für viele Menschen sind dies ungewohnte Verhaltensweisen, die mit Scham besetzt sind. Wie berühre ich mich? Antworten auf diese Frage machen oft die Haltung zum eigenen Körper deutlich: Eine liebevolle und wertschätzende Beziehung gilt es oft erst einmal aufzubauen: Ich erlaube mir das! Eine warme Decke oder ein La-

ken erleichtert, sich einen eigenen Raum dafür zu schaffen.

Zum Beispiel den eigenen Bauch wahrnehmen: Als Hilfsmittel, um mit sich in Kontakt zu kommen, benutze ich das elektronische Stethoskop, das entweder kurz unter dem Bauchnabel oder im Bereich zwischen Becken und Wirbelkörper im Liegebereich des Rückens gehalten wird. So können die Darmgeräusche mithilfe von Kopfhörern abgehört werden. Anwender können nach einiger Zeit feststellen, dass sich die Qualität und Tonart der Darmgeräusche ändert, wenn ein Kontakt zum eigenen Körper entsteht und sich Entlastung oder Entspannung bemerkbar machen. So können Geräusche bis hin zu einem Gurgeln oder Plätschern hörbar werden.

Das Hören der eigenen Darmgeräusche schließt dabei an Erfahrungen an, die uns allen bekannt, aber nicht mehr bewusst sind: Die aus den ersten zehn Monaten im Leibe der eigenen Mutter. Im Erfahrungsaustausch berichten Teilnehmer manchmal, dass die entspannenden Geräusche im Stethoskop sie an die Wellengeräusche im Urlaub am Meer erinnern. Vor diesem Hintergrund erkläre ich meist, dass massiert zu werden, aber auch sich-selbst-massieren, zum Wohlfühlen beitragen, entspannend wirken, die Abwehrkraft unterstützen und Schmerzen lindern kann. Meistens reicht die Wahrnehmung des Sich-Berührens, des Atmens aus, um eine positive Selbsterfahrung zu machen. Das Abschalten von Gedanken ermöglicht mit der Zeit eine intensiv erlebte Art der Berührung.

Bespiel: Gesichtsmassage

- Handflächen aneinander reiben, bis sie warm geworden sind … auf die Stirn legen und mit leichtem Druck über das Gesicht bis zum Kinn bewegen …
- Handflächen reiben, auf Augenbereich legen und die Wärme in den Augenbereich strömen lassen …
- Kleine, leicht kreisende Bewegungen mit den Fingerkuppen von Zeige- und Mittelfinger um den Punkt zwischen den beiden Augen am Beginn der Nasenwurzel (»drittes Auge«).
- Kleine, leicht kreisende Bewegungen beginnend vom »dritten Auge« über die Augenbrauen nach außen …
- Leicht kreisende Bewegungen mit den Fingerkuppen an den Schläfen …
- Die Wangen leicht massieren – vielleicht öffnet sich der Mund?
- Zum Schluss das Gesicht mit den flachen Händen von oben nach unten ausstreichen … oder den Kopf mit beiden Händen halten … dabei Gedanken und Anspannung loslassen mit der Aufmerksamkeit auf dem Ausatmen.

Beispiel: Berührung und Massage

- Zunächst einige Male bewusst und leicht in den Bauch atmen, während die Hände sanft wie eine Feder Kontakt zum Bauch aufnehmen …
- Gelegentlich an einem Punkt ausruhen… der Atmung, den Geräuschen im Stethoskop und der eigenen Intuition folgen mit gut anfühlendem Druck und gering kreisenden Bewegungen.
- Die Hand oder beide Hände auf einen Körperbereich legen, sich dabei Zeit lassen und sich vorstellen und sanft in diesen Bereich hineinatmen (das lindert Schmerz, Durchfall und Entzündung) …

- Eine Hand in den unteren Rückenbereich legen, ruhen lassen oder sanft drücken und bewegen …
- Den Nacken in eine Hand nehmen, halten oder sanft mit den Händen massieren und kneten …

Alle Berührungen – bis auf die Bauchmassage (im Liegen) – können auch im Sitzen angewandt werden. Die Vorschläge sollen anregen, selbst zu erforschen und auszuprobieren, was für den eigenen Körper ein angenehmes und entspannendes Gefühl der Berührung ist. Elektronische Stethoskope können Sie heute problemlos online beziehen – Informationen etwa bei E-Mail: periston@onlinehome.de

Bauchatmen hilft, Schmerzen zu kontrollieren

Der Lebensstil vieler Menschen ist mit verhältnismäßig wenig Bewegung verbunden. Durch Krankheit oder damit im Zusammenhang stehenden Ängsten haben wir uns eine flache oder hastige Atmung angewöhnt. Wir stehen dann nicht ausreichend mit unserer Kraft in Verbindung. Diese Übung kann ein Versuch sein, die seelische Anspannung zu kontrollieren. Stressbedingt atmen wir oft nur in den oberen Brustbereich. Manche Menschen haben sich ein falsches Atemmuster angewöhnt. Sie ziehen beim Einatmen den Bauch ein und die Schultern hoch, beim Ausatmen gehen die Schultern runter. Bei dieser Atmung wird ein großer Teil der Anspannung festgehalten.

Übung für Bauchatmung

Wenn ich es mir im Sitzen oder Liegen bequem gemacht habe, lege ich eine Hand auf meinen Bauch … die andere auf den oberen Brustkorb. Ich atme einige Atemzüge, so wie ich immer atme. Dabei beobachte ich wie sich die Hände bewegen … Ich schließe nun die Augen, um mich besser zu konzentrieren. Wenn ich nun bemerke, dass sich die Hand auf der Brust mehr bewegt als die auf dem Bauch, kann ich beim Ausatmen den Druck mit der Hand auf den Bauch leicht verstärken. Dadurch vertieft sich das Atmen, da auch die unteren Lungenbereiche mit Luft versorgt werden. Es ist ebenso möglich, ohne Druck auf den Bauch tiefer auszuatmen. Ich achte darauf, nichts zu tun, was mir unangenehm ist. Nun atme ich einige Male tief ein und aus. Dabei versuche ich, Schultern, Nacken und Rücken entspannt zu halten.

Wenn ich diese Übung mache, geht manchmal ein Gähnen durch meinen Körper. Betroffene berichten, dass allein sich Zeit geben und den Atem wahrnehmen, entspannt. Schwierigkeiten können auftreten, wenn der Unterschied zwischen »über den Atem nachdenken« und ihn »empfinden« noch nicht klar ist. Wenn ich den Atem zulasse, dann tritt zuerst der von selbst kommende Atem auf, der im Unbewussten verankert ist.

Eine andere Variante ist die: Ich setze oder lege mich bequem hin und lege beide Hände auf den Unterbauch. (Hosengürtel und enge Hosen lockern) Dann atme ich aus. Ich nehme wahr, wie sich der Bauch dabei zusammenzieht. Wenn alle Luft entwichen ist, möchte ich einatmen – und lasse die Luft einfließen. Jetzt wird der Bauch weiter, hebt sich … und wird ganz rund. Wenn ich ganz entspannt bin, gibt es eine kurze Pause nach dem Ausatmen, bis ich wieder einatme.

Wichtig ist, langsam zu atmen, um zu spüren, wie die Entspannung sich mehr und mehr ausdehnt. Tagsüber achte ich öfter darauf, ob ich mit dem Bauch atme – und versuche ihn locker und hängen zu lassen. Wenn ich langsam mit dem Bauch atme, werde ich ruhiger.

Wenn ich Bauchschmerzen habe, ist die tiefe Bauchatmung ein wichtiger Helfer. Ich stelle mir vor, wie mit jedem Einatmen die kühle Luft durch die Nase bis in den Bauchraum fließt, dabei wärmer wird, Verspannungen löst und die Stellen besänftigt, die noch verkrampft sind. Mit jedem Ausatmen fließt der Schmerz, die Anspannung nach außen.

Eine angenehme Vorstellung kann auch sein, sich ein helles Licht oder eine Sonne im Bauch vorzustellen, die wärmt und strahlt. Bei Blähungen, die festsitzen, hilft es manchmal, gegen den Schmerz an einzuatmen – und mit dem Ausatmen alle Anspannung loszulassen.

Akupunkturpunkte klopfen, reiben oder halten

Belastende Gefühle, Gedanken sowie Schmerzen lassen sich durch Berühren oder Klopfen bestimmter Akupunkturpunkte behandeln. Dadurch kann ich Stressempfindungen im Gehirn verändern und innerlich ruhiger werden. Zusätzlich unterstütze ich es, die Krankheit, die negativen Gedanken oder Gefühle zu akzeptieren – auch wenn es manchmal schwer fällt – anstatt mich über mich oder meinen Körper zu ärgern und mich so zusätzlich zu belasten.

Bei der folgenden Übung mache ich mehrere Dinge gleichzeitig: Während ich den negativen Gedanken bzw. das negative Gefühl ausspreche und mich damit akzeptiere, halte, reibe oder klopfe ich gleichzeitig die angegebenen Akupunkturpunkte. Dieses Verfahren aus dem Bereich der Energetischen Psychotherapie hat sich als wirksame, emotionale Selbsthilfe erwiesen.

1. Ich stimme mich zunächst auf das belastende körperliche/seelische Gefühl ein und formuliere es in einem Satz, etwa: »Ich bin traurig, da ich große Probleme mit dem Bauch/dem Essen

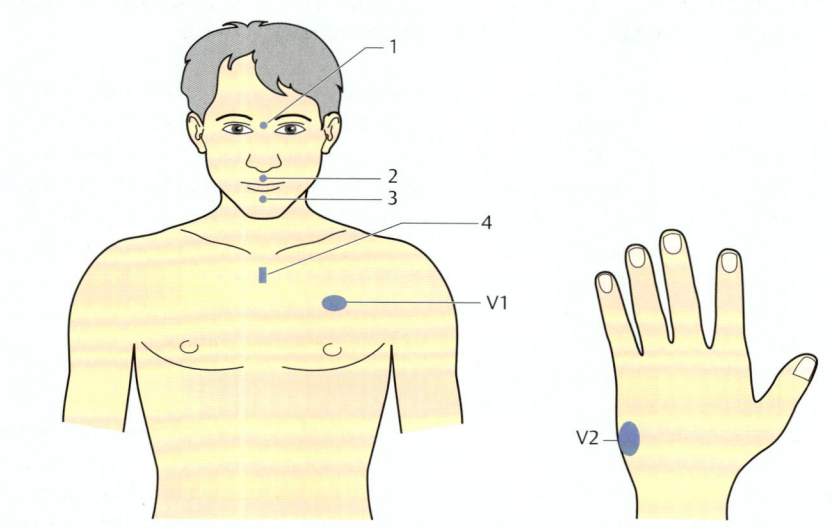

habe.« Dann versuche ich auf einer Skala zwischen 0 (=keine Belastung) und 10 (=maximale Belastung) einzuschätzen, wie sehr mich diese Traurigkeit gerade stört.

2. Nun suche ich auf der folgenden Abbildung nach dem Punkt **V1** (zwischen dem linken Schlüsselbein und dem Herzen links) und reibe diesen Punkt liebevoll mit der rechten Hand und sage dabei: »Ich liebe und akzeptiere mich von ganzem Herzen, auch wenn ich traurig bin, dass ich jetzt so große Probleme mit dem Bauch/dem Essen habe.«
   (Alternativ kann ich die Handkanten beider Hände **V2** aneinander klopfen)

3. Dann beklopfe ich die folgenden Akupunkturpunkte etwa fünf Sekunden

lang im angenehmen Rhythmus oder halte den Kontakt:
   – zwischen den Augenbrauen **1**
   – zwischen Nase und Oberlippe **2**
   – zwischen Kinn und Unterlippe **3**
   – in der Mitte des Brustbeins (auf der kleinen Erhöhung) **4**

Manche Menschen mögen anstelle des Klopfens die Finger nur sanft auf die Punkte legen.

Diese Behandlung führe ich solange fort, bis die Belastung deutlich reduziert ist, das heißt auf der Belastungsskala unter 3, am besten auf 0 angelangt ist. Wenn andere störende Gefühle oder Gedanken kommen, verändere ich das Behandlungsziel und übe damit weiter.

Rechte und Unterstützungen für CED-Betroffene

Ditmar Lümmen

Erkrankte sollten ihre Rechte und Pflichten gegenüber dem Arzt und Leistungs-/Kostenträgern oder Behörden kennen. So können sie ihre Ansprüche geltend machen oder unberechtigte Forderungen abwehren. Dies betrifft Aspekte wie Einsicht in Unterlagen, finanzielle Unterstützung und auch der Umgang mit dem Arbeitgeber. Einige wichtige Punkte sind hier zusammengefasst.

Der Arzt ist verpflichtet, die Behandlung des Patienten zu dokumentieren. Ein Patient darf alle objektiven Daten der Ärzte einsehen. Die Unterlagen kann er sich auch – ggf. auf eigene Kosten – kopieren lassen. Dies gilt nicht für persönliche Aufzeichnungen des Arztes. Ausnahmen gibt es in der Psychiatrie und Psychotherapie und zwar in dem Fall, dass die Einsicht sich negativ auf den Gesundheitszustand des Betroffenen auswirken könnte. Auch Röntgenaufnahmen muss der Arzt nicht herausgeben, aber Einsicht möglich machen. Auch können Sie Kopien verlangen, sie sind aber gegebenenfalls sehr kostenaufwendig. Eine Weitergabe nur an einen anderen Arzt muss der Patient nicht akzeptieren. Am besten vereinbaren Patient und Arzt, dass alle Untersuchungs- und Befundberichte in Kopie auch dem Betroffenen zukommen.

Jeder Arzt ist verpflichtet, umfassend über alles die Krankheit betreffende zu informieren (Risikoaufklärungspflicht). Der Patient muss die Information verstehen und sich entscheiden können, ob er der Maßnahme zustimmt. Im Zweifel kann er eine Vertrauensperson hinzuziehen. Die Aufklärung muss frühzeitig erfolgen. Eine »kurze Information« vor den Türen des OP-Saales reicht nicht. Bei Unklarheiten sollten Erkrankte nicht zögern, aufkommende Fragen zu stellen.

Unterstützung durch das Sozialrecht

Das Arbeits- und Sozialrecht bietet heute in vielen Fällen Schutz vor einem »Fall durch das soziale Netz«. Insbesondere dienen diesem Ziel folgende Regelungen:

Der Schwerbehindertenausweis

Betroffene können ihn formlos beim zuständigen Versorgungsamt beantragen. Er sollte folgende Punkte hervorheben:

- Inwieweit weicht der Zustand von dem eines

gleichaltrigen Gesunden ab?

- Worauf ist die Abweichung zurückzuführen?
- Wie ist der Verlauf der Krankheit?

Gegen den Bescheid kann innerhalb eines Monats Widerspruch eingelegt werden. Er muss zunächst nicht begründet, stattdessen sollte Akteneinsicht gemäß § 25 Abs. 1 Sozialgesetzbuch (SGB) X beantragt werden.

Die Anerkennung als schwerbehinderter Mensch (mindestens GdB 50 – Grad der Behinderung) sichert Nachteilsausgleiche. Der wichtigste ist sicherlich der Kündigungsschutz. Danach ist eine Kündigung nur wirksam, wenn das Integrationsamt dieser zugestimmt hat. Dies gilt auch, wenn der Arbeitgeber über die Schwerbehinderteneigenschaft überhaupt nicht informiert war. Daneben gibt es noch Freibeträge, eine Befreiungsmöglichkeit von Mehrarbeit und einen Zusatzurlaub (eine Woche). Nähere Informationen erteilen die Finanz- und Integrationsämter.

Darmerkrankungen am Arbeitsplatz

Eine Kündigung wegen Krankheit ist nur zulässig, wenn

- die »Verwendbarkeit« des Arbeitnehmers im Betrieb herabgesetzt ist,
- betriebliche Interessen erheblich beeinträchtigt werden und der Arbeitsplatz aus betrieblichen Gründen wieder besetzt werden muss,
- das Leistungsniveau erheblich unter das des Durchschnitts aller Arbeitnehmer absinkt und der betriebliche Ablauf dadurch konkret gefährdet ist,
- der Arbeitnehmer häufig kurz erkrankt, ohne dass ein Arzt die Arbeitsunfähigkeit feststellt.

Der Arbeitgeber muss die jeweiligen Gründe nachweisen. Erfolgt die Kündigung aus betrieblichen Gründen, dann muss der Arbeitgeber nachweisen, aus welchen Gründen er ausgerechnet diesem Mitarbeiter gekündigt hat. Der Arbeitnehmer ist im Regelfall nicht verpflichtet, den Arbeitgeber auf die chronische Darmerkrankung hinzuweisen.

Krankengeld

Gesetzlich Versicherte haben Anspruch auf Krankengeld für 78 Wochen je Krankheit innerhalb von drei Jahren. Dabei werden alle Krankschreibungen mit gleicher Diagnose zusammengerechnet. Schließen sich Arbeitsunfähigkeiten nahtlos aneinander an, gelten sie als einheitliche Krankheitszeit. Besteht kein Anspruch auf Krankengeld (mehr) und ist der Versicherte weiter arbeitsunfähig, kann er Arbeitslosengeld beziehen. Dafür muss er einen Antrag auf Berufs-/Erwerbsunfähigkeitsrente oder eine Rehabilitationsmaßnahme stellen. Keinesfalls sollte jemand nach Erlöschen des Krankengeldanspruchs das Arbeitsverhältnis kündigen.

Zuzahlungen zu Heil- und Hilfsmitteln

Zu vielen Leistungen der Krankenkasse müssen Versicherte Zuzahlungen leisten. Für diese Zahlungen gibt es Obergrenzen. Für Versicherte, die sich wegen derselben Krankheit in Dauerbehandlung (mindestens einmal pro Quartal) befinden, beträgt die Höchstgrenze ein Prozent des Bruttoeinkommens. Aus verschiedenen Gründen

153

(z. B. Freibeträge) kann sich ein Antrag auf Zuzahlungsbefreiung auch lohnen, wenn sich die Zahlungen in der Nähe der zumutbaren Belastung bewegen. Nähere Auskünfte erteilen die Krankenkassen.

Erwerbsminderungsrente

Eine Erwerbsminderungsrente erhält, wer

- weniger als drei Stunden täglich arbeiten kann (volle Erwerbsminderungsrente),
- mehr als drei, aber weniger als sechs Stunden arbeiten kann (halbe Erwerbsminderungsrente).
- wenn auf dem Arbeitsmarkt mit dem restlichen Leistungsvermögen von weniger als sechs Stunden täglich keine Beschäftigungsmöglichkeiten besteht.

Ein monatlicher Hinzuverdienst ist bis zu 400 € monatlich immer möglich, eventuell bei einer halben Rente auch ein höherer Hinzuverdienst.

Um Anspruch auf die Rente zu haben, muss der Antragsteller in den vergangenen 60 Monaten mindestens für 36 Monate Pflichtbeiträge zur Rentenversicherung gezahlt haben. In Ausnahmen gelten noch andere Fristen. Nähere Auskünfte erteilen Rentenversicherungsträger und Rentenberater.

Private Versicherungen

Im Gegensatz zur Sozialversicherung können private Versicherungen sich aussuchen, mit wem sie einen Vertrag abschließen – sie haben Vertragsfreiheit. Daraus ergeben sich für Betroffene mit chronisch entzündlichen Darmerkrankungen oftmals weitgehende Konsequenzen: Für sie ist es fast unmöglich, eine private Kranken- oder -Zusatzversicherung abzuschließen. Gleiches gilt für Berufsunfähigkeitsversicherungen, nur einige Gesellschaften bieten dies zusammen mit einer Lebensversicherung an. Auch bei Lebensversicherungen kann es das Problem geben. Möglich ist der Abschluss einer privaten Rentenversicherung. Grundsätzlich gilt: Antragsteller sollten alle Fragen wahrheitsgemäß beantworten, ansonsten zahlt im Leistungsfall die Versicherung nicht.

Nähere Informationen zum Sozialrecht können Mitglieder der Deutschen Morbus Crohn/Colitis ulcerosa Vereinigung e. V. vom Arbeitskreis Sozialrecht erhalten.

Literatur und weitere Hinweise

CED

DCCV. **Morbus Crohn – Colitis ulcerosa: Damit komme ich klar.** Stuttgart: TRIAS Verlag; 2004

Raedler A; Spehlmann M. **Leitfaden der chronisch entzündlichen Darmerkrankungen.** Bremen: Uni-Med Verlag; 2008

Tecker G. **Morbus Crohn – Colitis ulcerosa, Darmerkrankungen aus ganzheitlicher Sicht.** Frankfurt: Mabuse Verlag; 1985

Die aktuellen Leitlinien finden Sie im Internet unter: www.dccv.de/crohn-colitis/therapie-behandlung/leitlinien

Weiterführende Informationen rund um das Thema Darmerkrankungen bietet Ihnen das »Kompetenznetz chronisch entzündliche Darmerkrankungen e. V.«: www.kompetenznetz-ced.de

Ursachenforschung

Federschmidt H. **Erhält die Theorie von Engel und Schmale (1969) durch die heutige Psychoimmunologieforschung eine neue Grundlage?** Zeitschrift für Psychodynamische Psychotherapie 2009; 99–106

Heesen CH, Gold ST. **Entzündliche Darmerkrankungen.** In: Ehlert U, von Känel R, Hrsg. Psychoendokrinologie und Psychoimmunologie. Berlin, Heidelberg: Springer; 2011: 234–235

Gräff J. **Frühkindliche Erlebnisse hinterlassen Spuren auf der DNA** (4. März 2009, Neue Zürcher Zeitung). Im Internet über www.google.de mit Eingabe der Überschrift des Artikels abrufbar.

Lipton, B.: **Intelligente Zellen: Wie Erfahrungen unsere Gene steuern.** Isen: Koha-Verlag 2006

Moser G. **Brain-Gut-Achse: Stress und seine Wirkungen auf den Verdauungstrakt.** Journal für gastroenterologische und hepatologische Erkrankungen 2009; 7(3): 12–15. www.kup.at/kup/pdf/8224.pdf

Schubert CH. **Psychoimmunologie körperlicher Erkrankungen.** In: Schubert CH, Hrsg. **Psychoneuroimmunologie und Psychotherapie.** Stuttgart: Schattauer; 2011: 66–109

Rehakliniken
www.dccv.de/fileadmin/dccv-files/BeratungsInformation/Adressen/Rehakliniken/Rehaklinikverzeichnis_2011.pdf

Patientenschulungen
www.ced-hospital.de/service/schulungen.htm

www.ced-herne.de

Naturheilkunde/Komplementäre Verfahren
Fintelmann V. **Intuitive Medizin.** 5. Aufl. Stuttgart: Hippokrates Verlag; 2007

Klasen J. **Autoimmunerkrankungen.** Stuttgart: TRIAS Verlag; 2011

Langhorst J, Kerckhoff A. **Colitis ulcerosa und Morbus Crohn.** Essen: Verlag der Karl und Veronica Carstens Stiftung; 2010

Langhorst J.: **Salutogenese – Was hält uns gesund?** In: DCCV-Journal Bauchredner 4/2012; S. 9–32; 51–56

Deutsche Wissenschaftliche Gesellschaft für Traditionelle Chinesische Medizin e. V.: www.dwgtcm.de

Bundesverband Patienten für Homöopathie e. V.: www.bph-online.de

Deutscher Zentralverein homöopathischer Ärzte e. V.: www.homoeopathie-welt.de

Gesellschaft anthroposophischer Ärzte in Deutschland: www.gaed.de

Fachverband Deutscher Heilpraktiker: www.heilpraktiker.org

Umfassende Informationen zur Achtsamkeitspraxis: www.achtsamleben.at

Stressbewältigung durch Achtsamkeit: www.mbsr-verband.org

Atemtherapie nach Ilse Middendorf: www.erfahrbarer-atem.de

Ernährung
Biller-Nagel G, Schäfer C. **Gesund essen bei CED.** Stuttgart: TRIAS Verlag; 2012

Bott C, Stein J. **Ernährung bei Morbus Crohn und Colitis ulcerosa – 20 Fragen – 20 Antworten.** Freiburg: Falk Foundation e. V. E-mail: Literaturservice@falkfoundation.de

Voggesberger K, Weidel U. **Rezepte für Betroffene mit CED.** Bezugsadresse: CED-Hilfe e. V., Brauhausstieg 15–17, 22041 Hamburg; Tel.: 040 6 32 37 40; E-Mail: ced-hilfe@t-online.de

Entspannungsverfahren/Achtsamkeit

Derra C. **Stress lass nach. Autogenes Training für Einsteiger.** Stuttgart: TRIAS Verlag; 2009

Derra, Claus: **Ziele erreichen. Autogenes Training für Könner.** Stuttgart: TRIAS Verlag; 2009

Kabat-Zinn J. Im **Alltag Ruhe finden.** Frankfurt/Main: Fischer Verlag; 2007

Website von Autor Joachim Faulstich: www.das-heilende-bewusstsein.de

Hypnose

Qualifizierte Hypnotherapeuten sind zu finden über:
- Milton-Erickson-Gesellschaft für Klinische Hypnose: www.milton-erickson-gesellschaft.de
- Deutsche Gesellschaft für Hypnose: www.hypnose-dgh.de
- Deutsche Gesellschaft für ärztliche Hypnose und Autogenes Training: www.dgaehat.de

Hilfreich bei der Suche nach Fachleuten können folgende Internetseiten sein: Psychotherapeuten: www.bptk.de/service/therapeutensuche.html; www.kbv.de/arztsuche/178.html ; www.therapie.de

Zur Erhaltung der Wirkung einer Bauchhypnose eignet sich das Autogene Training oder Selbsthypnose mithilfe von CDs.

CDs: www.hypnos.de
CD »Schmetterlinge im Bauch« von W. Häuser

Betroffenenberichte

Dillmann, Anja U.: **Stoma – na und?** Oldenburg: Schardt Verlag; 2008

www.ilco.de/infos-literatur/stoma-literatur.html

Frölich P. **Wie ich meinen Diabetes mit EFT-Klopfen in den Griff bekommen habe.** 1. Aufl. Ahlerstedt: Param-Verlag; 2010

Hohl J. **Keine Angst vor Morbus Crohn.** Bezugsadresse: PVH Verlag, Kirchstraße 14, 69115 Heidelberg. www.morbus-crohn-mc.blogspot.com

Storz C. **Jessica mit Konstruktionsfehlern,** München: Nagel & Kinche Verlag; 1990

Sozialrecht

BAG Selbsthilfe e. V. Die Rechte behinderter Menschen und ihrer Angehörigen. Bezugsadresse: Kirchfeldstraße 149, 40215 Düsseldorf; Tel. 0211 31 00 60, E-Mail: info@bag-selbsthilfe.de

Informationsmaterial Sozialrecht (DCCV). Bezugsadresse: Inselstraße 1, 10179 Berlin. Tel. 030-2000392-0, E-Mail: info@dccv.de

Selbsthilfegruppen

Hier finden Sie Informationen oder auch Kontakte zu Selbsthilfegruppen:

Deutsche Morbus Crohn/Colitis ulcerosa Vereinigung (DCCV) e. V.: www.dccv.de

Hilfe bei chronisch entzündlichen Darmerkrankungen e. V.: www.ced-hilfe.de

Das Netzwerk für Studierende mit CED: www.studiced.de

Deutsche ILCO für Stomaträger e. V.: www.ilco.de

Nationale Kontakt- und Informationsstelle zur Anregung und Unterstützung von Selbsthilfegruppen: www.nakos.de

Österreichische Morbus-Crohn- und Colitis-ulcerosa-Vereinigung (ÖMCCV): www.oemccv.at

Schweizerische Morbus-Crohn- und Colitis-ulcerosa-Vereinigung (SMCCV): www.smccv.ch

Ruth Wettel-Lindner (Cröhnchen-Club): www.croehnchen-klub.de

Silvia Notaro (private Seite): www.crohnfreun.de

Betroffene beraten Betroffene

Die Beratungsstelle der CED-Hilfe Hamburg:
CED – Hilfe e. V.
Hilfe bei chronisch entzündlichen Darmerkrankungen Morbus Crohn und Colitis ulcerosa
Brauhausstieg 15–17
22041 Hamburg
Tel. 040 6 32 37 40 (Mo., Di. und Do. 10–13 Uhr)
Fax 040 63 70 89 34
E-Mail: ced-hilfe@t-online.de
Internet: www.ced-hilfe.de

Beratungsangebote der DCCV: www.dccv.de/beratung-information/beratung/

Register

Adressen

Derra, Claus, Dipl.-Psych,
Dr. med.
Reha-Klinik Taubertal
Ketterberg 2
97980 Bad Mergentheim

Federschmidt, Hermann,
Dr. med.
Habsburger Straße 116
79104 Freiburg

Klasen, Jörn, Dr. med.
Asklepios Westklinikum
Suurheid 20
22559 Hamburg-Rissen

Langhorst, Jost, Prof. Dr. med.
Kliniken Essen-Mitte
Am Deimelsberg 34a
45276 Essen

Lümmen, Ditmar, DCCV e.V.
Inselstraße 1
10179 Berlin

Mainos, Dimitrios, Dr. med.
Reha-Klinik Taubertal
Ketterberg 2
97980 Bad Mergentheim

Raedler, Andreas, Prof. Dr. med.
Asklepios Westklinikum
Suurheid 20
22559 Hamburg

Schiedeck, Thomas,
Prof. Dr. med.
Klinikum Ludwigsburg
Posilipostraße 4
71640 Ludwigsburg

Schober, Dagmar,
Deutsche ILCO e.V.
Thomas-Mann-Straße 40
53111 Bonn

Tecker, Georg, Dipl.-Psych.
Orchideenweg 4
49401 Damme

Weidel, Ulla, CED-Hilfe e.V.
Brauhausstieg 15 - 17
22041 Hamburg

SERVICE

Liebe Leserin, lieber Leser,

hat Ihnen dieses Buch weitergeholfen? Für Anregungen, Kritik, aber auch für Lob
sind wir offen. So können wir in Zukunft noch besser auf Ihre Wünsche eingehen.
Schreiben Sie uns, denn Ihre Meinung zählt!

Ihr TRIAS Verlag
E-Mail-Leserservice: heike.schmid@medizinverlage.de
Lektorat TRIAS Verlag, Postfach 30 05 04, 70445 Stuttgart, Fax: 0711-8931-748

Bibliografische Information
der Deutschen Nationalbibliothek
Die Deutsche Nationalbibliothek verzeichnet
diese Publikation in der Deutschen Nationalbib-
liografie; detaillierte bibliografische Daten sind
im Internet
über http://dnb.d-nb.de abrufbar.

Programmplanung: Simone Claß

Redaktion: Sabine Josten
Bildredaktion: Christoph Frick

Umschlaggestaltung und Layout:
CYCLUS Visuelle Kommunikation, Stuttgart

Bildnachweis:
Cover: Getty images
Innenteil: Getty images, S.3; plainpicture/
ballyscanlon, S. 4, 8, 54, 116; plainpicture/clack,
S. 74; Renate Flormann-Fotolia.com, S. 97
Grafiken: Christine Lackner, Ittlingen: S. 11, 13,
20, 50, 151
Die abgebildeten Personen haben in keiner Weise
etwas mit der Krankheit zu tun.

Wichtiger Hinweis: Wie jede Wissenschaft ist die
Medizin ständigen Entwicklungen unterworfen.
Forschung und klinische Erfahrung erweitern
unsere Erkenntnisse, insbesondere was Behandlung und medikamentöse Therapie anbelangt.
Soweit in diesem Werk eine Dosierung oder eine
Applikation erwähnt wird oder Ratschläge und
Empfehlungen gegeben werden, darf der Leser
zwar darauf vertrauen, dass Autoren, Herausgeber und Verlag große Sorgfalt darauf verwandt
haben, dass diese Angaben dem Wissensstand
bei Fertigstellung des Werkes entsprechen,
jedoch kann eine Garantie nicht übernommen
werden. Eine Haftung des Autors, des Verlags
oder seiner Beauftragten für Personen-, Sach-
oder Vermögensschäden ist ausgeschlossen.

Besuchen Sie uns auf facebook!
www.facebook.com/
gesundeernaehrungtrias

5. vollständig überarbeitete Auflage 2013,
TRIAS Verlag
1. Auflage 2001, Georg Thieme Verlag Stuttgart

© 2009, 2013 TRIAS Verlag in MVS Medizin-
verlage Stuttgart GmbH & Co. KG
Oswald-Hesse-Straße 50, 70469 Stuttgart

Printed in Germany

Satz und Repro: Fotosatz Buck, Kumhausen
gesetzt in: Adobe InDesign CS5
Druck: AZ Druck und Datentechnik GmbH,
Kempten

Gedruckt auf chlorfrei gebleichtem Papier

ISBN 978-3-8304-6083-1   1 2 3 4 5 6

Auch erhältlich als E-Book:
eISBN (PDF)   978-3-8304-6084-8
eISBN (ePub) 978-3-8304-6539-3

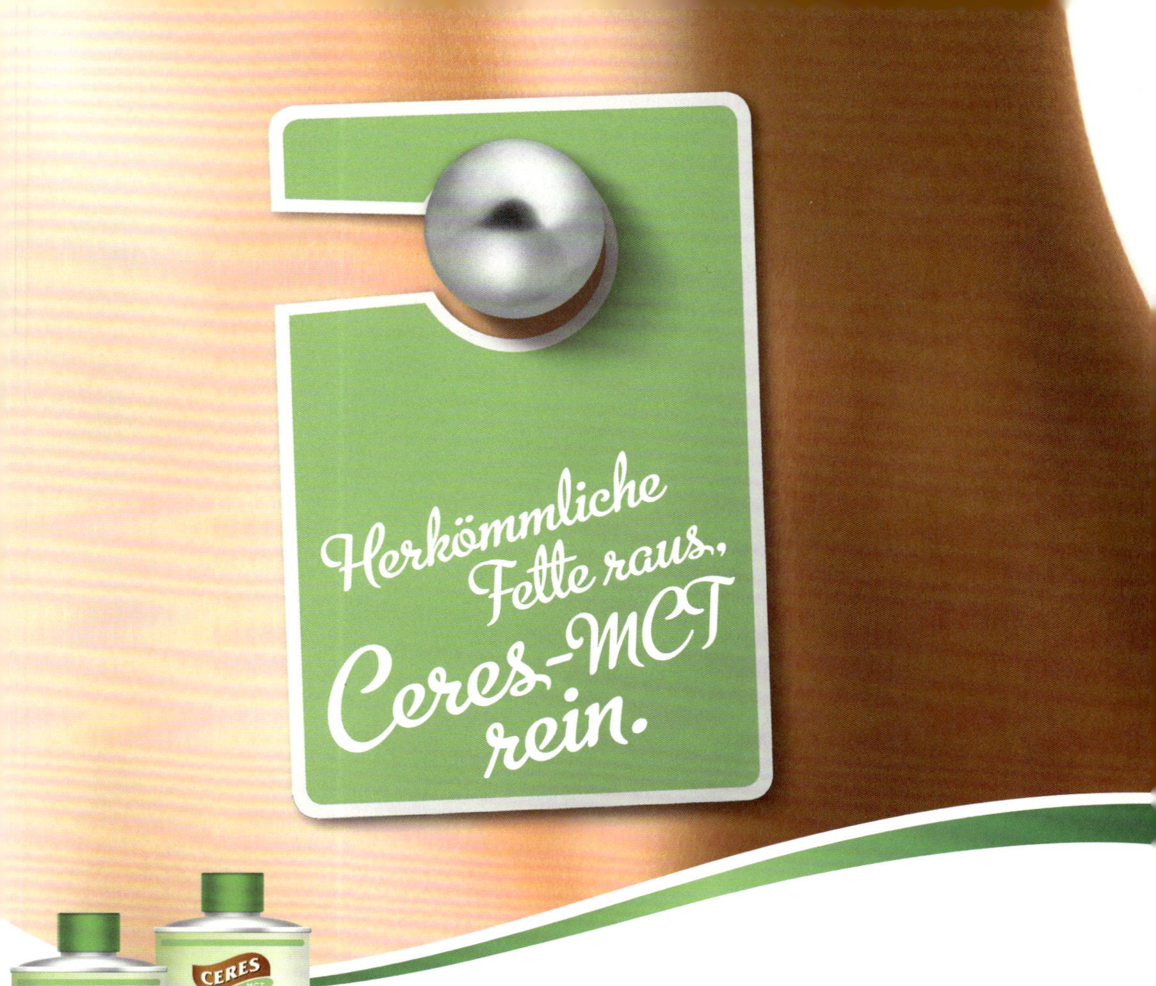

Herkömmliche Fette raus, Ceres-MCT rein.

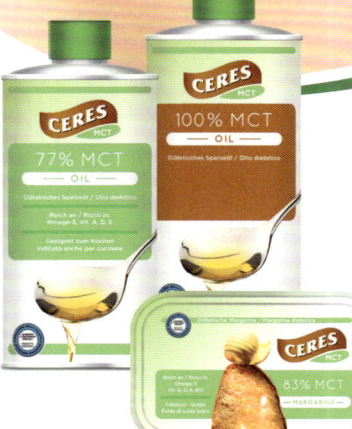

Chronisch entzündliche Darmerkrankungen (z.B. Morbus Crohn), können zu Fettverdauungsstörungen und in Folge Mangelernährung führen. MCT-Fette werden im Gegensatz zu herkömmlichen Fetten **schneller und unkomplizierter verstoffwechselt** und sind somit vor allem in der Phase des Kostaufbaus nach einem Entzündungsschub eine optimale Alternative der Energieversorgung!

Ceres-MCT:
- reich an leicht verdaulichen mittelkettigen Fetten (MCT-Fette)
- Ceres-MCT Öl 77% und Margarine 83%: enthalten essentielle Omega 3 und 6 Fettsäuren sowie Vitamine; geeignet zum Kochen und leichten Anbraten
- Ceres-MCT Margarine 83%: geeignet auch zum Backen (bis 180°C, max. 40 min)

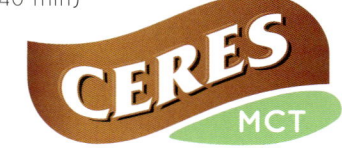

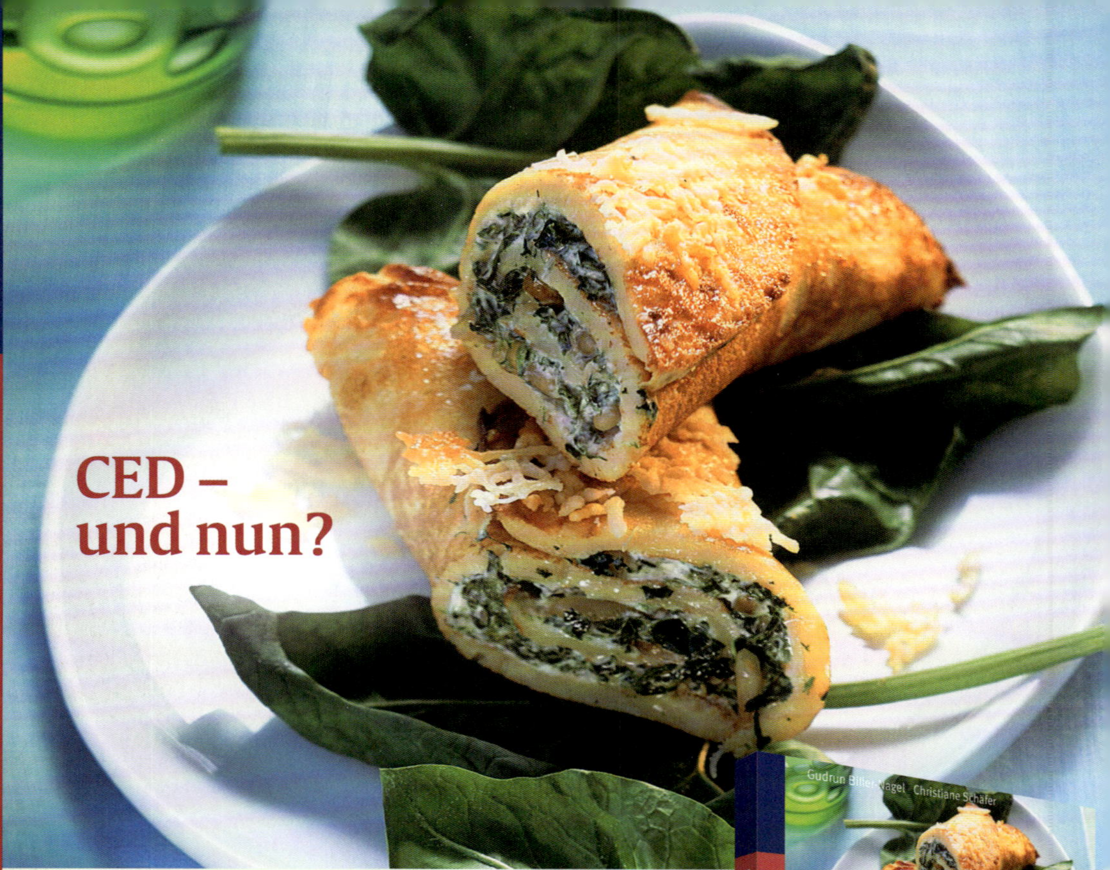

CED – und nun?

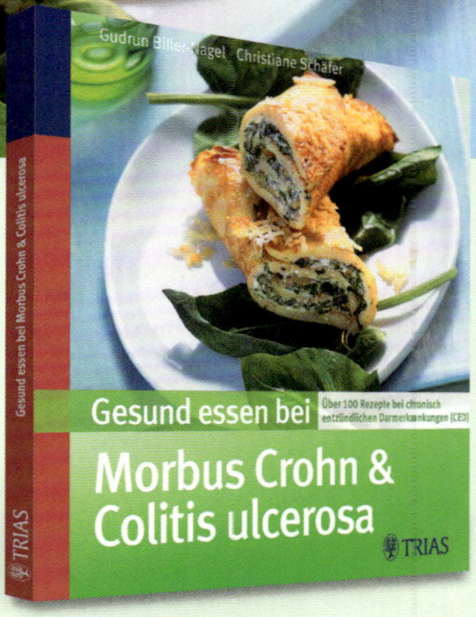

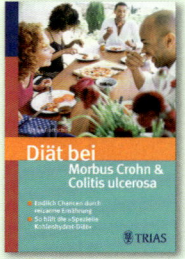

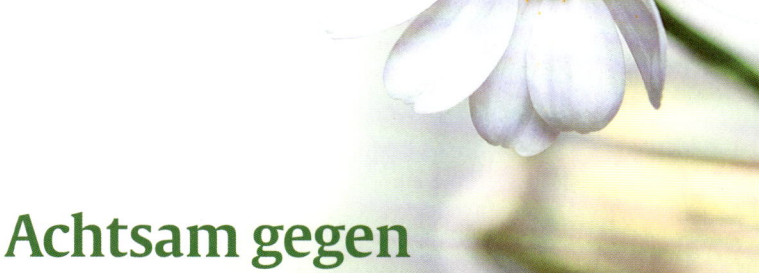

Achtsam gegen Stress und Burnout

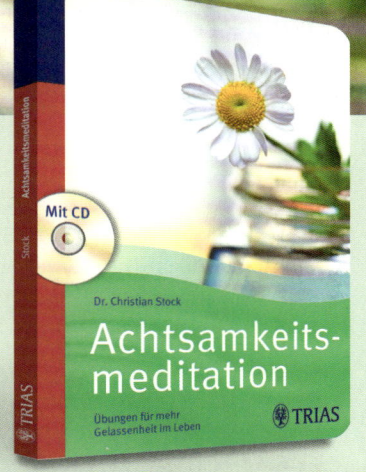

▸ **FÜR MEHR GELASSENHEIT**

Entdecken Sie die Heilkraft der Achtsamkeit – ein Ansatz, der einfach, alltagsnah und wirksam gegen Stress hilft. Das ganzheitliche Programm besteht aus Meditationen, Atem- und Körper- sowie konkreten Alltagsübungen.

Christian Stock
Achtsamkeitsmeditation
€ 17,99 [D] / € 18,50 [A] / CHF 25,20
ISBN 978-3-8304-6471-6

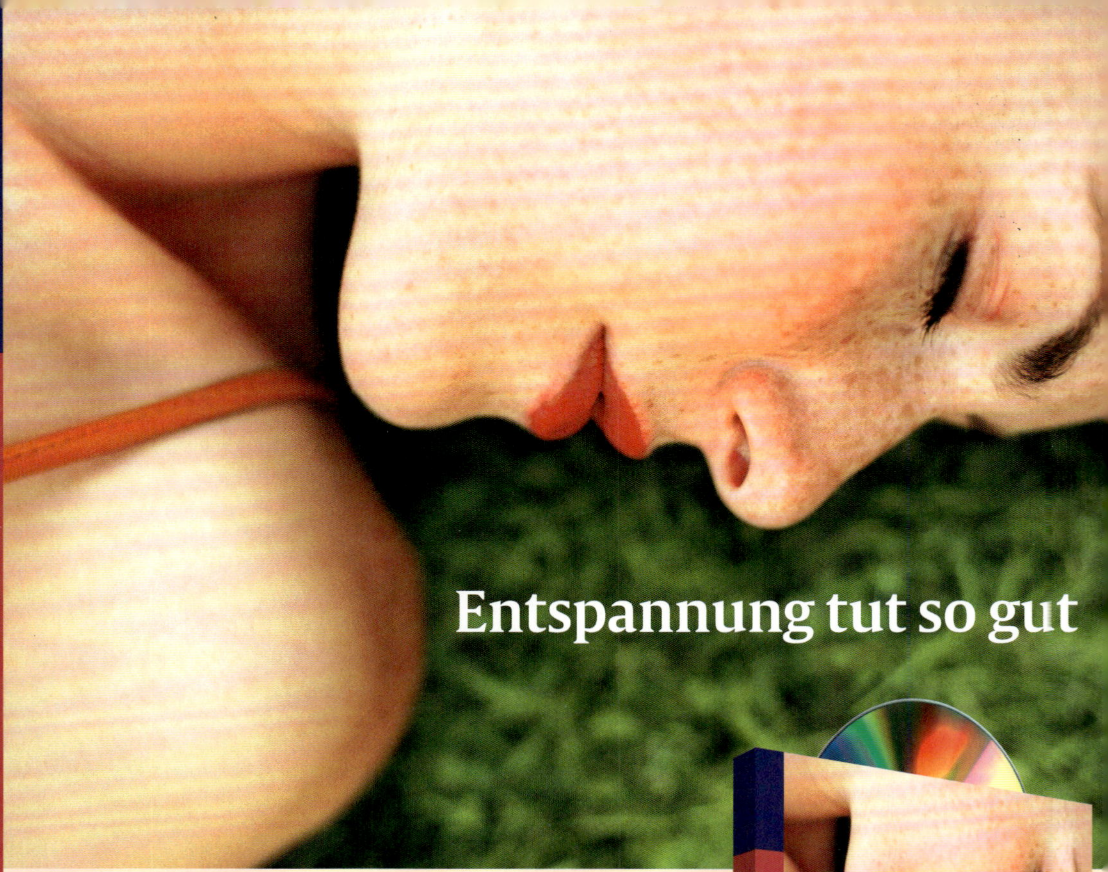

Entspannung tut so gut

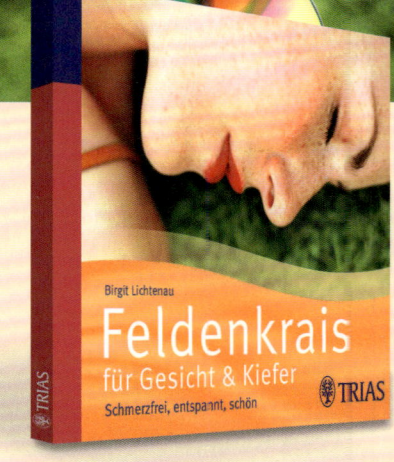
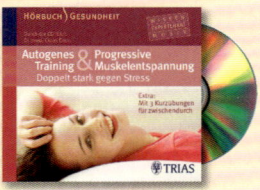
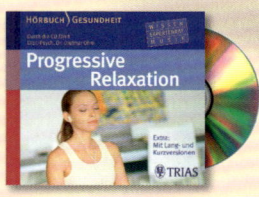